SUITE AU MÉMOIRE

SUR

LA CATARACTE,

ET GUÉRISON DE CETTE MALADIE

SANS OPÉRATION CHIRURGICALE.

IMPRIMERIE DE FÉLIX MALTESTE ET Cie,
SUCCESSEURS DE CARPENTIER-MÉRICOURT,
Rue Traînée, nos 15 et 17, près Saint-Eustache.

SUITE AU MÉMOIRE

SUR

LA CATARACTE,

ET GUÉRISON DE CETTE MALADIE

SANS OPÉRATION CHIRURGICALE,

Par la Méthode

DE

M. T.-M.-A.-A. de Lattier de Laroche,

DOCTEUR EN MÉDECINE DE LA FACULTÉ DE MONTPELLIER,

EX-CHIRURGIEN DES HÔPITAUX MILITAIRES, MEMBRE TITULAIRE DE L'ATHÉNÉE DE MÉDECINE ET CORRESPONDANT DE LA SOCIÉTÉ CHIRURGICALE D'ÉMULATION DE MONTPELLIER, MEMBRE CORRESPONDANT DE LA SOCIÉTÉ ACADÉMIQUE DE MÉDECINE DE MARSEILLE, ETC.

Une saine philosophie recommande de ne pas nier les faits pour cela seul qu'ils sont opposés à nos idées et à nos théories, mais de chercher à les constater.

(*Gazette Médicale*, tome Ier, 1833, No 77.)

Tome Deuxième.

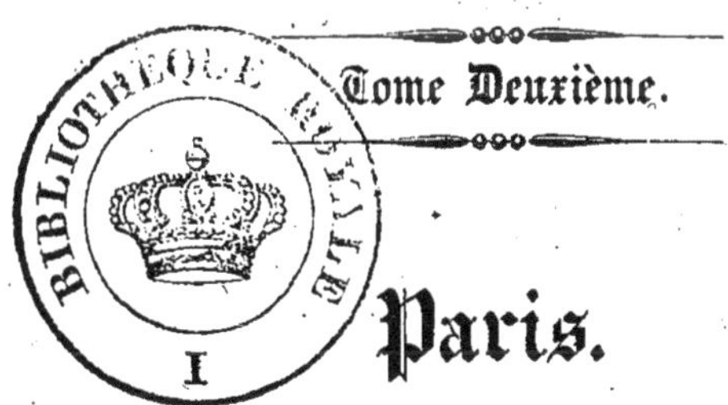

Paris.

CHEZ L'AUTEUR, BOULEVARD DES CAPUCINES,

RUE BASSE-DU-REMPART, No 30;

DELAUNAY, LIBRAIRE, AU PALAIS-ROYAL;

BÉCHET, Je, PLACE DE L'ÉCOLE-DE-MÉDECINE.

1835.

AVANT-PROPOS.

Le *Mémoire sur la Cataracte* que j'ai publié en 1833 a déjà eu deux éditions : la première appuyée sur quarante, la seconde sur neuf observations nouvelles, qui, ne laissaient guère de place au doute consciencieux. Cependant voici encore cinquante-sept observations que je publie, sentant combien il importe de dérouler des masses imposantes de faits pour accréditer une méthode qui renverse des idées reçues et attaque des préjugés plus tenaces que des idées, parce que la raison a moins de prise sur eux.

Encore une fois, la théorie n'étant que la formule logique de la génération des faits, je pense que c'est par des faits plus que par des raisonnemens qu'il importe d'établir l'utilité de ma méthode; et j'ose croire que cette utilité ne sera plus désormais contestée par les hommes de bonne foi après une aussi longue série d'observations, écrites avec une naïveté de détails qui serait à elle seule une garantie de véracité, si l'on ne pouvait facilement, d'ailleurs, contrôler tous les honorables témoignages que j'invoque. L'évidence de la démonstration est même si grande, qu'il me semble que je ne pourrais être taxé d'orgueil si je disais, répétant l'expression de ceux que ma méthode a guéris : J'ai rendu un service immense à l'humanité, j'ai atteint le but vers lequel doit aspirer tout médecin qui aime et respecte dans son art autre chose que l'instrument qui le fait vivre.

La méthode de traitement que j'ai découverte par de

longues et laborieuses investigations fait passer la cataracte du domaine de la chirurgie dans celui de la médecine ; non que je prétende que tous les cas cèdent à ma méthode (il n'est que le charlatanisme qui se vante de tout guérir), mais parce qu'il m'est démontré que la pluralité des cataractes peut être combattue avec succès par mon mode de traitement employé à propos et à temps : et c'est principalement la question de temps qui constitue la supériorité de ma méthode sur l'opération chirurgicale, qui n'est praticable que lorsque les deux cristallins opaques ont rendu la cécité complète, pour courir les chances très-incertaines de cette opération.

Le docteur Tartra soutint, en 1812, une thèse sur l'opération de la cataracte, et prouva aux juges des concours que, sur cinq opérés, deux recouvraient *plus ou moins* l'usage de la vue.

Il faut donc attendre que le cataracté soit entièrement aveugle avant de tenter de lui rendre la vue par l'instrument tranchant. Tant que ses yeux pourront l'aider seulement à se conduire, il ne trouvera pas un chirurgien, *homme d'honneur*, qui se risque à lui ôter le peu de vue qui lui reste. J'épargne donc au malade un an, peut-être deux, d'angoisses, entretenues par la cruelle incertitude de la réussite de l'opération chirurgicale. Dès que l'opacité commence, je l'attaque, et, sans douleur, en trois mois, rarement plus, et souvent moins, je rends à un infortuné le sens qu'il allait perdre. L'opérateur le plus habile ne fait pas plus que ma méthode, et il ne le fait que bien plus tard, quand les ténèbres sont venues.

Weller, à la page 288, tome premier de son excellent *Traité théorique et pratique des maladies des yeux*, s'exprime ainsi : « Du reste, je dois ajouter, pour ce qui a rapport au pronostic, que les sujets opérés de la cataracte » ne recouvrent jamais la vue dans l'état *de perfection* » *qu'elle offrait avant la maladie*. Cela est important à

» savoir ; car on s'expose au mécontentement des malades, lors même que l'opération aurait le mieux réussi, » si on ne les prévient pas d'avance de ce résultat. »

Il y a plus : lorsque, dans des cataractes trop anciennes ou trop dures, mon traitement ne réussit pas, il est encore utile au malade, qu'il prépare à l'opération, dont il facilite, assure presque le succès.

Mon traitement prévient les cataractes secondaires, et rend définitif le succès de l'opération, qu'il a d'abord rendu facile. Nulle rivalité raisonnable ne peut donc exister entre moi et les opérateurs habiles et consciencieux. Je traite la cataracte bien avant qu'ils ne se décident à l'extraire ou à l'abaisser ; et, quand, par exception, cette méthode est impuissante, j'appelle moi-même leur instrument sur les yeux, que j'ai disposés à en supporter heureusement l'effet. Déjà les médecins *dignes de ce beau titre* m'adressent leurs cliens ; les opérateurs consciencieux feront bientôt de même. Il est impossible que, dans un bref avenir, on ne reconnaisse pas généralement la nécessité de passer par ma méthode, soit pour éviter l'opération, soit pour la rende plus heureuse : et, quand je parle ainsi, je ne me flatte ni ne me vante, je dis une vérité qui est dans ma conscience, et que plusieurs médecins distingués ont reconnue depuis long-temps.

Quand les ressorts de l'organisme sont affaiblis, ruinés par l'âge ou par l'abus, il n'appartient pas à l'art humain de leur restituer leur énergie perdue.

Je ne prétends guérir que ce qui est guérissable ; aussi nul cataracté ne peut-il m'accuser de lui avoir donné de fausses espérances dans la vue d'un gain sordide. Mais, quoique mon traitement ne soit pas une panacée générale pour la cataracte en tout degré et tout état, il conserve sur l'ancienne méthode assez d'avantages incontestables pour que je sois heureux et fier d'en être l'inventeur. J'arrête le malade à l'entrée de la cécité, de ce cachot portatif dans lequel il faut absolument qu'il descende pour trouver l'instrument d'une guérison incertaine.

Je lui conserve la liberté de se conduire, qu'il doit perdre forcément pour que le fer ose tenter sa délivrance; et, quand il s'agit d'une cataracte congéniale, qu'on n'opère ordinairement qu'alors que l'enfant a atteint sa quinzième année, je puis dire qu'en quelque sorte je fais une éducation, en rendant libre, dès l'âge le plus tendre, le sens qui éclaire et dirige tous les autres.

J'avoue donc naïvement que je ne comprends ni ne prévois aucune objection rationelle à mon mode de traitement, puisqu'il dispense, dans la plupart des cas, d'une, opération incertaine et tardive, ou, quand il n'en dispense pas, la rend plus facile et plus sûre.

Au reste, la découverte que j'ai eu le bonheur de faire était dans les prévisions des médecins les plus habiles. J'ai cité dans les premières éditions de mon mémoire, et l'on trouvera dans celle-ci, page 7 et suivantes du tome premier l'opinion, du célèbre professeur Boyer, et celle de plusieurs autres praticiens distingués.

Weller, que j'ai déjà cité, et qui s'est acquis une grande réputation en Allemagne, comme écrivain spécial et opérateur habile, s'exprime ainsi à la page 284 de son *Traité théorique et pratique des maladies des yeux.*

« *Pronostic de la cataracte.* La guérison de la cataracte » par l'emploi des médicamens externes et internes est » rarement possible *dans l'état actuel de nos connaissan-* » *ces. Je crois cependant que beaucoup de choses qui nous* » *paraissent impossibles dans cette partie de la médecine* » *ne le seront peut-être pas un jour à venir.* Pour le moment, » le seul moyen paraît être l'opération, et il arrive même » qu'elle n'est pas toujours *efficace, bien qu'elle soit pra-* » *tiquée dans les circonstances les plus favorables.* »

On voit que ce savant ophthalmologiste exprime nettement l'opinion que le traitement de la cataracte passera, grâce au progrès de la science, du domaine de la chirurgie dans celui de la médecine.

On sait, d'ailleurs, que, par des dérivatifs puissans, le docteur Gondret a obtenu quelques succès véritables sur des amauroses et des cataractes. Il est vrai de dire qu'on a refusé à sa méthode le titre de nouvelle, et qu'un rapport à l'Académie de médecine, présenté par M. le docteur Lisfranc, a été contraire à la demande formée par M. Gondret d'une salle dans un hôpital pour y faire un cours d'expériences; mais les termes mêmes de ce rapport emportent l'aveu qu'il est possible de guérir quelquefois la cataracte sans extraire ou abaisser le cristallin; seulement le rapporteur nie que les procédés indiqués par le docteur Gondret soient nouveaux, et d'un effet assez général pour mériter la faveur qu'il sollicite. M. Lisfranc ajoute que ce traitement cause des douleurs atroces, et peut occasioner la folie. Il n'y a, au surplus, rien dans les conclusions de ce rapport qui annonce la conviction de l'impossibilité d'agir sur la cataracte autrement que par l'instrument. Je suis donc, je le répète, autorisé à dire que la solution de la difficulté que j'ai résolue était prévue par la science.

Il faut que je l'avoue, je n'ai pas été plus heureux devant la commission de santé que M. Gondret ne l'a été devant l'Académie de médecine pour l'obtention d'une salle dans un hôpital. On n'avait pas à m'objecter que mes procédés causassent de trop fortes douleurs (les enfans supportent mon traitement sans une seule plainte), soit des accès de folie (ma méthode calme, au lieu d'irriter). J'étais de même parfaitement en règle quant à la nouveauté, nul n'ayant obtenu, avec les moyens thérapeutiques connus, les succès dont j'administrais la preuve. Aussi le refus que j'ai éprouvé n'a-t-il été fondé sur aucun motif scientifique. On m'a répondu que les cataractés n'étaient reçus dans les hôpitaux que dans un état de cécité complète, et qu'après l'opération ils étaient renvoyés selon le résultat, soit chez eux, soit aux Quinze-Vingts; qu'ainsi la matière manquait aux expériences que je proposais de faire. Je me le suis tenu pour dit, et me suis appliqué à démontrer l'efficacité de ma découverte par les expérience de ma pratique particulière. Maintenant la démonstration est faite pour quiconque n'est pas intéressé à nier une vérité palpable.

Mais, comme il est inévitable qu'après les difficultés sérieuses, une idée nouvelle ne rencontre des objections d'une autre espèce, quelques personnes prétendent que, pour lever tous les doutes, je dois rendre public mon mode de traitement. C'est enfermer la discussion dans un cercle vicieux. Il ne s'agit pas de démontrer comment je guéris, mais que je guéris; mon titre de docteur médecin étant en droit, et la brillante santé des personnes qui suivent mon traitement étant en fait une garantie suffisante que je n'emploie que des moyens avoués par la science. M'imposer, comme une espèce de devoir, la divulgation de ma méthode, c'est m'accorder implicitement qu'elle est bonne, tandis que, par des doutes plus ou moins sincères, on insinue qu'elle est mauvaise. Il faudrait se mettre d'accord avec soi-même un peu mieux, ou pour le blâme ou pour l'éloge.

Ai-je découvert, oui ou non, un traitement médical de la cataracte? Là est la question à laquelle il faut d'abord répondre, et à laquelle je réponds, moi, par plus de *cent observations* appuyées de détails scrupuleux et de témoignages irrécusables. Quant à la divulgation de mes moyens curatifs, c'est une question secondaire sur laquelle je m'expliquerai à part, et plus volontiers qu'on ne le présume peut-être.

Si j'ai fait de ma méthode une affaire personnelle, c'est le fait de l'administration, qui m'a refusé, sous un prétexte assez vain, les moyens d'en donner un enseignement utile et public. C'est aussi, il faut bien que je le dise, le fait de mes confrères, qui à quelques exceptions près, ne m'ont pas aidé comme ils l'auraient dû à généraliser un traitement qui ne peut être appliqué que par une main dès long-temps exercée. J'ai, pour laisser ma méthode secrète, dans la conjoncture où je me trouve, des motifs qui prennent leur source dans l'amour de la science et de l'humanité, non pas dans l'égoïsme. Il ne suffit pas pour guérir la cataracte de connaître simplement les remèdes que j'administre, il faut savoir modifier le traitement avec une précision qu'enseigne seule une longue et assidue pratique de la spécialité.

La méthode du docteur Gondret est connue, cependant les seuls bons effets qu'elle produise sont obtenus quand c'est M. Gondret lui-même qui l'applique. Chacun sait comment M. *Itard* traite la surdité ; toutefois, quand on veut être guéri par les procédés qu'il indique, c'est à lui-même qu'il faut s'adresser. Le gouvernement de Louis XVI acheta pour cent cinquante mille francs, somme considérable alors, le secret du traitement de madame de *Nouffeler* contre le *ténia*, et la France n'a tiré aucun profit notable de ce traitement, aujourd'hui abandonné ; il avait eu pourtant des succès immenses aussi long-temps qu'il avait été administré par cette dame.

Combien de méthodes médicales se sont détrônées tour à tour par la seule raison que celui qui les avait créées, ne pouvait les appliquer partout lui-même, et qu'un adepte qui ne les comprenait qu'à demi les employait intempestivement !

Une méthode médicale ne se donne pas sur un carré de papier, pour servir à tous, comme une formule d'algèbre appliquée à la matière inerte.

Mon traitement de la cataracte rendu public, sans un enseignement méthodique et complet, tomberait, des mains des médecins qui l'appliqueraient, mal ou médiocrement, faute de pratique spéciale, dans les mains des bonnes femmes, qui aveugleraient leurs parens et amis au nom de ma méthode; et le public ferait peser sur moi les fautes de l'ignorance ou de l'impéritie.

Je traite gratis les malheureux, même les personnes peu favorisées de la fortune; mon journal fait foi de mon désintéressement; et je déclare, par toutes les raisons que j'ai dites, vouloir persister à tenir ma méthode secrète, dans un but d'humanité bien entendue. Quant le gouvernement, convaincu de l'utilité de ma méthode (car la vérité arrive au pouvoir malgré les obstacles qu'elle rencontre), me demandera un enseignement public, je ne m'y refuserai certes point; par la raison que je n'ai pas été accueilli tout d'abord. Je ferai seulement mes conditions dans l'intérêt général, et la première de ces conditions sera que de chaque département on envoie deux médecins pour suivre mon cours d'expériences, afin que j'aie la certitude que partout on trouvera des hommes capables d'appliquer ma méthode avec fruit....

En attendant, je répète encore que ma ferme résolution est de me borner à traiter les malades qui s'adresseront directement à moi, ou qui me seront adressés par d'honorables confrères, sans m'arrêter davantage à ce que l'on dit et que j'ai réfuté péremptoirement, je crois, sur mon obstination à ne pas divulguer mon traitement de la cataracte sans opération chirurgicale.

Maintenant, quelque désir que j'éprouve d'éviter toute polémique irritante, il m'est impossible de passer sous silence une espèce de diatribe qui parut contre mon mémoire dans la *Gazette des hôpitaux* du jeudi 30 mai 1833; diatribe à laquelle on ne m'a permis de répondre dans cette feuille que d'une manière incomplète, sous le prétexte que les comptes rendus d'ouvrages ne pouvaient donner lieu à aucune réclamation.

Mon critique commence par déclarer que, pour prouver que j'ai trouvé une méthode nouvelle de guérir la cataracte, il faudrait que mon livre contînt une bonne description de cette maladie et de ses causes, que je ne connais point. Et savez-vous pourquoi? parce qu'il m'est échappé une comparaison plus ou moins heureuse d'une cataracte complète avec une pastille de guimauve. Du reste, mon savant Aristarque ne dit rien de ce que renferme mon mémoire, de la page 34 à la page 49, où il a pu voir mon opinion fort nettement exprimée sur les causes de la cataracte et la nature de cette affection.

Quand on dit d'un homme revêtu du caractère de docteur qu'il ne connaît pas même l'état apparent de la maladie sur laquelle il se mêle d'écrire, et qu'il affiche la prétention de la guérir par une méthode qui lui est propre, une telle assertion mérite bien d'être appuyée de quelques preuves. Or, pour démontrer mon ignorance, il eût infiniment mieux valu citer les passages où elle éclate que de l'affirmer dans un style et avec des formes inusitées dans la polémique des médecins de notre époque. Je crois donc pouvoir, sans plus longue controverse à ce sujet, apprendre à mon savant Aristarque que ce livre, qu'il juge si mauvais, a reçu l'approbation des médecins les plus éclairés, et que les Allemands l'ont jugé digne d'être traduit dans leur langue. *M. Sichel* ferait bien de lire cette traduction, qu'il comprendrait mieux sans doute; car il m'a prouvé, ainsi qu'aux lecteurs de la Gazette, qu'il n'entendait guère *le français*.

Au reste, et quoiqu'il n'en soit pas besoin pour contrebalancer l'opinion de mon critique, je transcris mot à mot un passage de la lettre du savant docteur *Palois*, président de l'Académie de Nantes.

« La description que vous faites de l'organe de la vue
» et de ses annexes est claire, précise et propre à donner
» une idée parfaitement exacte de l'œil sain et de l'état
» successivement pathologique de cet organe. Ces préli-

» minaires une fois posés, vous avez développé l'altéra- » tion organique qui constitue la cataracte et ses varié- » tés, les signes relatifs à ses différens degrés, et l'alté- » ration de la fonction qui en est le résultat.

» La question importante du pronostic est traitée » avec non moins de précision et de savoir.

» Les observations offrent un grand intérêt; on assiste » avec l'auteur aux progrès du traitement, dont on suit » les gradations et les succès, etc. »

Cette lettre devant être insérée en entier dans ce volume, je crois devoir me borner pour le moment aux paragraphes que je viens d'en extraire, parce qu'ils me paraissent propres à détruire les assertions de mon Aristarque, *inconnu quand il se nomme aussi bien que quand il garde l'anonyme.*

L'écrivain de la *Gazette des hôpitaux* dit qu'il est convaincu que ma méthode n'est rien moins que nouvelle, qu'elle consiste en une préparation de belladone, de jusquiame ou d'une substance analogue, ce qui ne l'empêche pas de me sommer de publier mon *arcanum*, et de faire des expériences publiques dans les hôpitaux, comme s'il dépendait de moi d'avoir une salle dans un hôpital. Tout est de cette force-là dans l'argumentation qu'il m'oppose. Le critique conclut en disant que, s'il avait le temps d'examiner mes observations une à une, il lui serait facile de démontrer qu'elles ne méritent aucune confiance.

En attendant, il prie le public de s'en rapporter à lui, qui ne prouve rien de ce qu'il avance. Mais, décidé à se contredire toujours, il termine en ces mots un premier article, qu'il dément ensuite par ses propres paroles : « Nous reconnaîtrons l'effet merveilleux du spécifique de M. de Lattier s'il guérit seulement *deux cataractes sur dix.* » Or, d'un calcul présenté par le critique lui-même (Gazette du 16 juin), il résulte que j'ai obtenu plus de succès qu'il n'en exige pour déclarer ma méthode excellente ; ce qui ne l'empêche pas d'inviter les médecins à s'en défier, et à vérifier par eux-mêmes les guérisons que je dis avoir obtenues ; vérification facile, dit-il, puisque je donne exactement les noms et les adresses des malades, dont le témoignage doit tourner contre moi : charlatanisme assez singulier de ma part !

J'avertis, du reste, mon critique, qui veut examiner mes observations une à une, qu'elles dépassent le nombre de cent aujourd'hui, et que, s'il se laisse arriérer comme il fait, il lui sera impossible de livrer au public la preuve démonstrative de mon ignorance, qu'il lui a solennellement promise. Sur cent cataractés soumis à ma méthode, il faut qu'il prouve que je n'ai pas obtenu *vingt succès*, sinon, de son propre aveu, ma méthode est excellente. La question entre mon Aristarque et moi se réduit donc à un compte de faits ; et, comme je n'admets pas, de ce qu'il écrit de méchans articles, qu'il ne sache pas faire de bonnes additions, je le préviens qu'il sera forcé, par ce qu'il y a de plus entêté au monde (les chiffres), de se contredire encore, ou de proclamer l'action *merveilleuse de mon spécifique, qui guérit plus de deux cataractes sur dix*. A moins cependant que ce savant écrivain (1) n'aime mieux se taire à l'avenir sur ma méthode ; ce que je laisse absolument à sa discrétion, n'ayant pas plus envie de ses éloges que peur de ses calomnies. Sifflets de sots sont fanfares de gloire, dirais-je si j'étais écrivain ou poete ; mais je suis simplement docteur en médecine de la faculté de Montpellier, et ne cherche pas la célébrité que donnent les critiques injustes ou les éloges de complaisance. Je m'appuie sur des faits constatés avec soin et présentés avec la plus franche et la plus rigoureuse

(1) Si *M. Sichel* est bon écrivain, il n'est pas moins praticien distingué : on trouvera la preuve de son excellente méthode à l'observation 105, concernant Mme Boucher.

exactitude, me souciant peu des assertions qui ne reposent que sur des paroles; *verba et voces*. Ce ne sera jamais ma devise.

Toutefois, puisque j'ai cité la *Gazette des hôpitaux*, sans rien dissimuler de ses attaques, inqualifiables en termes polis, il me sera permis de citer *le Nouvelliste médical* du 22 février 1834, qui parle de mon mémoire et des succès que j'ai obtenus en des termes tout autres, à propos de la guérison de madame *Lamoureux de Nantes*, dont l'état a été constaté par *MM. Palois, président de l'Académie de cette ville, Lafond, chirurgien en chef de l'hôpital*, et *professeur d'anatomie*, et par le *docteur Lamoureux*, fils de la malade. *Le Nouvelliste* déclare que cette observation est de nature à porter la conviction dans les esprits les plus prévenus, parce qu'il n'est pas possible que trois médecins, et le *professeur Marjolin*, qui a visité ensuite les yeux de cette dame, où il n'a pas pu découvrir la moindre trace de cataracte, se soient trompés par ignorance, ou se soient faits *les complaisans de M. de Lattier*. Et la preuve que l'article du journal dont il est question n'est pas non plus une *complaisance*, c'est qu'il me menace, en finissant, du blâme de mes confrères si je persiste à tenir ma méthode secrète; à quoi je persiste cependant, par les motifs que j'ai franchement exposés plus haut. Ma méthode, qui a triomphé des obstacles du début, les plus difficiles toujours à franchir, recrutera sans doute des forces nouvelles en marchant : elles hâteront le moment que je désire, sans téméraire impatience, de la divulguer, en commençant par les médecins qui auront bien voulu m'aider *à vaincre les préjugés et la malveillance qu'il est impossible de ne pas rencontrer sur le chemin de la science, autant, et plus peut-être, que sur celui de la fortune*.

OBSERVATIONS

ET

FAITS PRATIQUES.

XLIXe Observation. — M. PAILLET DE PLOMBIÈRES, *homme de lettres, président de l'Athénée des Arts.*

(Deux cataractes lenticulaires inégales ; guérison.)

—

Le malade, âgé de 61 ans, constitution sanguine et nerveuse, se présente à ma visite le 1er juillet 1833. Ce malade est affecté d'une cataracte lenticulaire très-avancée à l'œil droit, et d'une cataracte du même tissu un peu moins avancée à l'œil gauche.

L'état des yeux est constaté par M. le docteur Genest, et par plusieurs autres médecins.

Le malade peut encore lire et écrire; mais il avoue que cette faculté diminue progressivement, et il redoute la cécité, qui ne se ferait pas attendre long-temps si l'art ne trouvait les moyens d'enrayer les progrès de la cataracte.

Le 20 juillet, M. le docteur Genest examina les yeux du malade, et il trouva une diminution notable dans l'opacité des cristallins. M. Paillet croit avoir un peu plus d'aptitude à lire; il dit que ses yeux supportent mieux le travail du cabinet.

Du 21 au 30, M. Paillet est moins inquiet sur l'avenir. L'amélioration de sa vue se soutient.

Du 1er au 15 août, M. Paillet est assez content de sa vüe; il l'est aussi de sa santé, qu'il dit se raffermir sous l'influence de ma méthode.

Le 24, M. le docteur Genest trouve l'opacité moins intense que lors de son dernier examen.

Du 25 au 30, M. Paillet est content de l'état de sa vue et de celui de sa santé.

Pendant les premiers jours de septembre, le malade continue à jouir de l'amélioration que ma méthode lui a fait éprouver.

Le 21, M. le docteur Genest déclara au malade que l'opacité des lentilles n'existait plus, et le 1er octobre nous cessâmes le traitement.

Depuis cette époque, le bon M. Paillet nous a visité plusieurs fois, et nous a toujours affirmé que sa vue était aussi bonne qu'il était raisonnable de l'espérer quand on avait, comme lui, abusé de ce sens précieux, en le forçant à un travail pénible, même pendant les heures où tous les êtres organisés se livrent à un repos nécessaire.

Le 16 janvier 1834, M. Paillet nous adresse la lettre cidessous, et j'affirme que l'écriture est belle, nette et correcte.

Paris, 16 janvier 1835.

A M. DE LATTIER DE LA ROCHE.

Monsieur,

C'est toujours avec un sentiment de bonheur que je saisis toutes les occasions de vous renouveler l'assurance de ma vive gratitude pour le service éminent que vous m'avez rendu. M. Roux, M. Genest et d'autres médecins habiles avaient reconnu dans mes yeux la présence de cataractes qui me menaçaient d'une inévitable cécité, et ne me laissaient d'espoir que dans une opération chirurgicale toujours hasardeuse. Cet avenir me livrait à des inquiétudes, dont toute ma résignation avait quelque peine à se défendre. M. le docteur Genest, qui m'avait déjà prodigué les preuves d'une bienveillance toute honorable pour moi, me donna, dans cette circonstance, un conseil dont je lui saurai bon gré toute ma vie. Témoin des effets merveilleux de votre médication sur la vue de M. De la Tour, il m'engagea, monsieur, à recourir à votre rare talent, et m'offrit, auprès de vous, sa médiation, que j'acceptai avec empressement. Il se hâta de vous écrire, et j'eus l'honneur de me présenter chez vous, avec sa lettre, beaucoup trop flatteuse pour moi ; vous voulûtes bien m'accueillir avec cette bonté qui vous caractérise, et, pendant trois mois, vous m'avez donné des soins avec un zèle égal à votre *désintéressement*.

Mon œil droit, beaucoup plus malade que l'autre, l'était depuis environ six ans, et tous les deux, ils ont éprouvé l'heureuse influence du traitement auquel vous les avez soumis.

L'état de ma vue avait été constaté, avant de commencer ce traitement; de temps à autre, pendant son cours, mes yeux étaient examinés de nouveau, et, chaque fois, on reconnaissait une grande diminution dans l'opacité des cristallins, auxquels, en définitive, vous avez rendu toute la netteté compatible avec les suites des veilles et des travaux immodérés qui ont usé chez moi le plus précieux de tous les organes, pendant une vie de plus de soixante ans.

Je laisse aux gens de l'art le soin d'apprécier vos moyens curatifs; je me garderai bien de mettre le pied sur un terrain où mon ignorance ne pourrait faire un seul pas sans s'égarer; mais il est des faits nombreux qui sont à ma parfaite connaissance, et qui tous répondent, de la manière la plus victorieuse, aux défiances du scepticisme, dirai-je aux allégations de la mauvaise foi?

Continuez, monsieur, de remplir votre mission toute philanthropique, et de mériter les actions de grâces des malheureux *cataractés* chez qui vous aurez su rétablir ou améliorer la *faculté de voir*, faculté inappréciable, sans laquelle l'existence n'est plus qu'une agonie et l'univers un tombeau.

Veuillez agréer les hommages particuliers de celui qui a l'honneur d'être, monsieur,

Le plus reconnaissant de vos obligés,

PAILLET (de Plombières).

L^e OBSERVATION. — M. PAGIN, *demeurant à Paris, rue Beautreillis, n. 3, âgé de 72 ans.*

(Deux cataractes commençantes ; guérison.)

Le malade, d'une constitution nerveuse, se présente à notre observation le 6 juillet 1833, avec deux cataractes capsulo-lenticulaires peu avancées.

« Il y a trois ou quatre jours, nous dit M. Pagin, qu'étant à me promener aux Tuileries, je vis tout-à-coup devant mon œil droit un corps verdâtre, contourné, long de deux ou trois pouces, et terminé par un point noir. Je crus qu'un lambeau de toile d'araignée, au bout duquel était suspendu un moucheron, venait de s'attacher au bord de mon chapeau; je levai mon chapeau, mais la filandre était toujours là devant mon œil, et je fis de vains efforts pour m'en débarrasser. Et comme elle fut encore là le lendemain et les jours suivans, j'acquis la triste conviction que j'avais un commencement de cataracte. J'ajouterai, monsieur, que depuis quelque temps ma vue est bien moins nette, et que mon œil droit ne peut supporter sans fatigue la lecture de quelques lignes. »

Les deux pupilles sont couleur gris-cendré; je vois une strie de matière albumineuse sur la partie antérieure de la capsule cristalline, à laquelle j'attribue le phénomène indiqué par le malade.

Le 12, M. Pagin est moins incommodé par la présence du corps précité, qui lui paraît plus transparent et moins volumineux.

Le 18, M. Pagin dit que son œil supporte mieux la lecture.

Le 20, en présence de M. Paillet de Plombières, le malade annonce qu'il vient d'écrire une très-longue lettre, et que ce travail n'a point fatigué sa vue.

Le 21, M. Pagin a lu pendant une partie de la soirée sans éprouver la plus légère fatigue.

Le 10 août, M. Pagin affirme qu'après des épreuves réitérées, il a acquis la certitude que sa vue est aussi nette de l'œil droit que de l'autre. Il a dessiné lui-même le phénomène anormal qu'il percevait quand il se confia à nos soins, et il indique trois périodes distinctes qui ont eu lieu pendant le cours du traitement. Je me propose de faire graver ces divers phénomènes, qui sont de nature à piquer la curiosité des médecins, et surtout des personnes chez lesquelles la cataracte commence à se former.

Le 18, M. Chevalier, opticien, Tour-de-l'Horloge, n° 1, a déclaré, après un sérieux examen des yeux de notre malade, qu'il avait déjà examinés le 24 juillet, que l'opacité des cristallins n'existait plus, et que les cataractes étaient radicalement guéries.

Le 25, M. Pagin cesse le traitement; il m'assure que sa vue est aussi bonne qu'il y a 20 ans, et que sa santé ne laisse rien à désirer.

Le 15 novembre, M. Pagin m'a fait une visite pour me remercier de nouveau, et m'apprendre que sa vue était excellente.

Le 25 août 1834, M. Pagin m'a fait une visite pour m'apprendre que sa vue et sa santé ne laissent rien à désirer.

LIe Observation. — M. DANILO, *docteur-médecin à Nantes, âgé de 71 ans.*

(Cataracte complète à l'œil droit; cataracte capsulo-lenticulaire très-avancée à l'œil gauche; grande amélioration.)

—

Le malade, d'une constitution nerveuse et sanguine, vient à nous le 18 juillet 1833, porteur de deux cataractes lenticulaires, constatées par MM. Palois, docteur médecin, président de la société académique de Nantes; Lafont, professeur d'anatomie à l'école de Nantes; Ménars, docteur médecin; Lamoureux, docteur médecin, et Bouché de la Ville Jossi, chirurgien en chef de la garde nationale de Nantes.

La cataracte de l'œil droit est complète : cet œil distingue à peine la lumière. L'opacité de l'œil gauche est moins avancée. Le malade ne peut marcher sans guide; il lit péniblement le titre du *Constitutionnel*, mais ne peut distinguer une lettre de la seconde ligne de ce journal.

Le 21 juillet, M. Danilo fait constater son état par M. le professeur Roux. Ce médecin dit à notre malade que ses cataractes seront bonnes à opérer dans le mois de novembre prochain, époque où la cécité sera complète.

Le 22, il y a déjà amélioration. Le malade lit rapidement la seconde ligne du *Constitutionnel.* Il nous affirme qu'avec son œil droit il distingue le verre de sa lunette, ce qu'il n'avait pu faire depuis plus de trois ans.

Le 25, M. de Maisonneuve, interne à l'hôpital de la Salpêtrière, examina les yeux du malade, et lui promit de revenir le voir dans quelques jours pour apprécier la marche décroissante des cataractes.

Le 2 août, le docteur Danilo me dit qu'ayant examiné quelques tableaux, il avait pu juger tous les détails de la composition.

Le 6, M. Boucher Dugua, chirurgien en chef de la seconde légion de la garde nationale, voulut bien constater l'état actuel des cataractes de M. Danilo. La vue va toujours en s'améliorant. M. de Maisonneuve a reconnu une diminution dans l'opacité des cristallins.

Le 7, le malade a distingué l'heure à sa montre avec son œil droit seulement. Il a écrit deux lettres, et les a lues avec assez de facilité. Depuis le mois de décembre dernier, il était dans l'impossibilité de distinguer les lignes, et l'on conduisait sa main quand il avait à signer un acte.

Le 10 août, le malade est moins satisfait de sa vue; il dit avoir écrit deux lignes qu'il n'a pu lire. M. de Maisonneuve a de nouveau examiné les cristallins; ils lui ont paru plus opaques que lors de sa dernière visite.

Le 11, le malade est inquiet; il dit que sa vue le sert moins bien depuis deux jours; cependant il voit l'heure sur le cadran de ma montre; il écrit trois lignes en ma présence, et distingue très-bien toutes les pièces de monnaie que j'étale sous ses yeux.

Le 12, les cataractes vont mieux. Le malade affirme que, la veille et ce matin, il a vu les mansardes des maisons qui sont en face de son logement. Il se conduit sans la moindre hésitation.

Le 13, le docteur Puzin qui, le 24 juillet, avait déjà examiné les cataractes de M. Danilo, pense que l'opacité des cristallins suit une marche décroissante très-appréciable. M. Danilo assure avoir très-bien distingué les cheminées des maisons du Palais-Royal, qu'il n'avait point encore vues.

Le 15, le malade a lu quatre lignes de la lettre d'un de ses amis de Nantes; il dit qu'il se conduit avec toute la facilité désirable, et qu'il serait heureux s'il avait la certitude de la permanence de son état actuel.

Le 19, M. le professeur Dubois, ancien condisciple de notre malade, fut obligé d'examiner l'état des pupilles pour diagnostiquer leur opacité; la difficulté qu'a eue ce vétéran de la science pour constater l'existence de deux *cataractes commençantes* fit le plus grand plaisir au docteur Danilo; car il savait, depuis bien long-temps, que la pupille droite était entièrement masquée d'une matière grisâtre.

Le 20 août, le docteur Danilo dit qu'il voit mieux avec son œil droit seul qu'il ne voyait avec ses deux yeux quand il se confia à nos soins. Il me présente sa montre, dont l'émail du cadran, écaillé près du pivot, indique les tâtonnemens du malade pour introduire la clef. Aujourd'hui cette difficulté n'existe plus;

M. Danilo monte sa montre avec autant de facilité qu'avant sa maladie.

Le 21, le docteur Danilo a visité l'hôtel des Invalides, où, avant la première révolution, il était attaché en qualité de chirurgien. Il a fait connaissance avec le docteur Rampon, aide-major de cette maison, auquel il a rendu compte de l'amélioration de sa vue, sous l'influence de notre méthode. Ce jeune médecin a, ainsi que M. le professeur Dubois, diagnostiqué deux *cataractes commençantes*.

J'ai présenté un miroir au docteur Danilo, en l'invitant à s'y regarder. Il a été ému jusqu'aux larmes en revoyant ses traits. Depuis plus d'une année, il n'avait pu voir sa figure, même dans un miroir concave.

Le 22, M. le baron Larrey a examiné les cristallins, et, comme les docteurs Dubois et Rampon, il a reconnu deux *cataractes commençantes*.

Du 23 au 31, les cataractes suivent lentement la marche rétrograde qui leur est imprimée.

Le 10 septembre, M. le professeur Dubois a reconnu la grande diminution de l'opacité des cristallins qu'il avait examinés le 19 août.

Le 11, M. le docteur Lafont a été dans l'impossibilité de reconnaître l'opacité des cristallins; il les avait pourtant examinés le 20 août, et avait diagnostiqué l'existence de deux *cataractes commençantes*.

Le 16, le docteur Saint-Gervais ne put reconnaître l'opacité des cristallins.

Le 17, le docteur Boucher-Dugua reçut la visite d'adieu de

M. Danilo. M. Boucher-Dugua examina l'état actuel des cristallins, et il eut la plus grande peine à voir ce qui restait d'opacité dans ces tissus.

Extrait d'une lettre du docteur Lamoureux.

« Notre estimable confrère, le docteur Danilo, me charge
» de vous donner de ses nouvelles. Sa santé est bonne; la
» vision est meilleure de l'œil droit; aussi M. Danilo dis-
» tingue les objets avec cet œil, ce qu'il ne pouvait pas faire
» avant d'avoir recours à votre traitement. Quant à l'œil
» gauche, la vision s'exécute presque comme dans l'état nor-
» mal. Vous voyez que l'amélioration continue, et même qu'il
» y a du mieux pour l'œil droit.

» Nantes, le 2 octobre 1834. »

A la suite de la lettre du docteur Lamoureux, M. Danilo m'écrit ce qui suit : « Ma vue est bonne; l'œil droit est pres-
» que aussi lucide que le gauche; il voit mieux en regardant
» de ce côté. Je n'ai point d'expression pour vous dire le
» plaisir que j'éprouve de l'amélioration et guérison des ma-
» lades que je vous ai adressés. M. de la Houssaye est de mon
» pays; il est très-content du service que vous lui avez
» rendu, etc., etc.

» *Votre reconnaissant confrère et ami.* DANILO.

» Nantes, le 2 octobre 1834. »

On trouvera la lettre du président de l'académie de Nantes à la page...

LIIe Observation. — M. VACQUANT, *demeurant à Paris, rue St-Victor, n. 30, âgé de 62 ans.*

(Deux cataractes inégales ; guérison de celle de l'œil gauche ; amélioration de l'autre.)

—

Ce malade, d'une bonne constitution, se présente à notre visite le 13 août 1833, porteur de deux cataractes inégales ; la cataracte de l'œil gauche est moins avancée que l'autre ; Vacquant se conduit sans guide ; à l'œil nu il ne peut distinguer les plus grosses capitales, mais il lit passablement le gros texte d'un livre en se servant de lunettes.

Les mouvemens de l'iris sont très-bornés ; la pupille droite est gris de cendre uni ; la gauche est gris marbré.

Bureau de bienfaisance du XIIe arrondissement.

« Je soussigné, docteur en médecine, attaché au bureau de » bienfaisance, certifie que le nommé Vacquant, âgé de 62 » ans, demeurant rue Saint-Victor, n° 30, est attaqué d'une » *cataracte commençante des deux yeux*, et que dans cet » état il est hors d'état de se livrer à un travail suffisant pour » assurer son existence.

» Délivré à Paris, le 12 août 1833.

» Guilbert, docteur-médecin, professeur. »

Le 2 septembre, le malade affirma que sa vue s'était améliorée, et que dans l'état actuel il pouvait se conduire avec son œil droit.

Le 15, le malade voit toutes les cartes ayant l'œil gauche fermé.

Le 17, il nomme plusieurs grosses capitales.

Le 30, le cristallin gauche est dans son état naturel; la pupille est aussi transparente que si elle n'avait jamais été opaque.

Le cristallin droit paraît être dans son état normal; la partie latérale interne de la capsule est encore légèrement opaque; du reste, ce malade est content du service que lui rendent ses yeux.

Du 1er au 24 octobre, le malade est inexact.

Le 25, il ne m'est pas possible de retrouver la plus légère trace de la cataracte de l'œil gauche, mais il reste encore quelques stries de matière albumineuse sur la capsule cristalline droite; cependant le malade cesse le traitement en me disant :

« Je vous remercie, monsieur, de m'avoir mis à même de » pouvoir continuer un travail utile à mon existence; je vois » maintenant bien mieux que je ne voyais il y a plus de qua- » tre ans, et me voilà, grâce à vos bons soins, aussi heureux » qu'un homme de ma condition peut l'être. »

Le 7 mars 1834, j'ai rencontré Vacquant sur le boulevart des Capucines; il m'a assuré que sa vue s'était améliorée depuis qu'il avait cessé son traitement, et m'a renouvelé l'expression de sa vive reconnaissance.

LIIIe OBSERVATION. — Mme la baronne de MONTARAND, *veuve de M. le procureur-général de la cour royale d'Orléans.*

(Deux cataractes capsulo-lenticulaires très-avancées; guérison.)

La malade, âgée de 59 ans, constitution sanguine, se présente à la visite le 22 août 1833, dans la situation sous-indiquée, quelle décrit elle-même.

« Il y a trois ans environ que, sans cause connue, je res- » sentis une douleur légère dans la partie postérieure des » yeux, qui devinrent en même temps extrêmement sensibles » à l'impression de la lumière. La vision n'avait subi aucune » altération à une lumière crépusculeuse, puisque j'y lisais » avec la facilité désirable les caractères les plus fins.

» Mon médecin me prescrivit quelques moyens généraux, » sous l'influence desquels mon état s'aggrava de jour en jour. » Alors je demandai une consultation de plusieurs médecins, » au nombre desquels se trouva un oculiste de Paris.

» Le résultat de cette consultation fut l'emploi des sai- » gnées générales et locales, des purgatifs drastiques, des » bains de pieds, d'un séton à la nuque, de deux cylindres » de moxa brûlés sur ma tempe droite. On me prescrivit en » outre de promener devant mes yeux ma main ouverte,

» préalablement arrosée du baume de *Fioraventi.* Grâces à cet » appareil de moyens prétendus rationnels, je devins grave- » ment malade, et l'état de mes yeux empira à tel point que » la présence d'une bougie, d'un flambeau ou d'un métal » quelconque m'était insupportable. Figurez-vous, monsieur, » ajouta madame de Montarand, que ma domestique est » obligée de me prévenir quand elle apporte de la lumière dans » mon appartement, et que je ferme les yeux jusqu'au mo- » ment où placée derrière un écran, et modifiée par lui, la » lumière devient supportable à mes yeux, que je puis enfin » rouvrir peu à peu. Cet état pénible existe encore aujour- » d'hui, malgré les deux cataractes, les lunettes bleues, et le » voile vert, que je ne quitte que le soir en me mettant au » lit. Je dois vous prévenir que mon œil droit ne distingue les » objets que d'une manière très-imparfaite, et qu'il a perdu » la faculté de lire même les grosses capitales, comme celles » qui servent de titre aux journaux; mon œil gauche lit en- » core pendant quelques minutes, mais il entre en convulsion » ou se remplit de larmes après une courte application. Je » puis écrire, mais mon écriture est peu correcte; enfin tous » les objets me paraissent recouverts d'un voile léger et d'une » multitude de points noirs.

» Mon médecin, homme fort estimable, ne peut encore » croire à la puissance de votre traitement, mais il a cessé » de s'opposer à mon voyage depuis qu'il a lu votre mémoire » sur la cataracte, et il promet d'employer son crédit pour » faire insérer dans un journal le résultat du traitement que

» nous commencerons tout de suite si vous avez l'espoir de » réussir. »

C'est dans cet état que nous commençons le traitement, le 22 août 1833.

Le 7 septembre, les yeux sont déjà beaucoup moins sensibles à l'impression des rayons lumineux, et il y a une grande diminution d'opacité dans les deux cristallins.

Le 10, madame de Montarand dit que sa bonne n'a plus besoin de la prévenir quand elle apporte un flambeau dans sa chambre, parce qu'elle n'éprouve aucune sensation pénible; la résorption de la matière cataractante se fait avec activité; les pupilles réfléchissent nettement mon image.

Le 21, la malade dit qu'une personne, avec qui elle est en commerce de lettres depuis long-temps, est venue la complimenter sur le changement qui s'est opéré dans son écriture. Cette même personne a témoigné la plus grande surprise en voyant l'état des yeux, dans lesquels elle ne trouve qu'une légère teinte opaline au lieu d'une couleur albumineuse.

Le 31, madame de Montarand a dîné en ville, et la lumière, quoique très-vive, ne lui a causé aucune douleur dans les yeux. Elle dit qu'elle lit et écrit avec toute la facilité désirable : il faut noter que c'est avec l'œil gauche, car la guérison de la cataracte de l'œil droit n'a point amélioré la vision de ce côté. Cette remarque nous prouve que la rétine est sous l'influence d'une paralysie, malgré la motilité de l'iris que plusieurs oculistes regardent comme un signe négatif de l'amaurose.

Du 1er au 15 octobre, la cataracte se résorbe sur les deux yeux, la vue de l'œil gauche est excellente, celle du droit est un peu moins mauvaise ; la malade est entièrement satisfaite de son état.

Le 25 octobre, je trouve les pupilles dans leur état normal ; madame de Montarand est de plus en plus contente de sa vue, elle me remercie de mes soins, et part le 26.

Le 5 mai 1834, M. le baron de Montarand, fils de la malade, m'a dit mille choses obligeantes pour le service rendu à madame sa mère.

LIVe Observation. — M. le comte de VAUBLANC, *ministre de l'intérieur sous Louis XVIII.*

(Cataracte très-avancée à l'œil gauche ; grande amélioration de la vue ; rechute.)

—

Le malade, d'une constitution nervoso-sanguine, se présenta à notre observation, le 24 août 1833, dans la situation sous-indiquée :

Phlegmasie chronique, compliquée d'une taie grisâtre semilunaire, occupant la partie inférieure de la cornée. Pupille irrégulière, masquée d'une matière brune ; cécité complète après l'extraction du cristallin. M. de Vaublanc affirme qu'au moment de l'opération il avait très-bien distingué les objets, qu'il les avait encore vus pendant vingt jours ; mais qu'alors il se développa une inflammation, suivie d'une épanchement sanguin dans la pupille qui détruisit la vision et rendit la cécité complète.

La cataracte de l'œil droit est très-apparente ; la pupille est gris de cendre uni sur toute son étendue. Cependant M. le comte lit le texte de mon *Mémoire sur la cataracte*, mais il ne peut lire l'*erratum* de ce livre, imprimé en caractères moitié plus fins.

Le 5 septembre, M. de Vaublanc lit rapidement l'*erratum* de mon livre, ainsi que les colonnes latérales du prospectus du journal *le Temps*, imprimées en caractères *mignonne*.

Le 6, M. de Vaublanc dit avoir vu pour la première fois la cataracte que M. Potter, son gendre, a dans l'œil gauche depuis plusieurs années.

Le 18, M. de Vaublanc est venu seul à la visite; il dit que sa vue l'a très-bien servi hier pendant toute la soirée, et que ce matin son barbier, qui a une excellente vue, n'avait reconnu qu'avec la plus grande difficulté l'opacité de la pupille droite.

Du 19 au 31, M. de Vaublanc ne se plaint que de la sensation pénible que lui fait percevoir l'œil opéré.

Pendant le mois d'octobre, M. de Vaublanc éprouve une indisposition qui le force à suspendre son traitement.

Le 5 novembre, le traitement est repris ; le malade peut écrire en se servant de ses lunettes; mais il se plaint toujours de la gêne que la sensation perçue dans l'œil opéré transmet à l'autre.

Le 6, M. de Vaublanc a fait examiner ses yeux par une

personne qui connaissait leur état antérieur, et cette personne, de laquelle M. de Vaublanc ne m'a pas décliné le nom, a été surprise du changement en mieux qui s'est opéré dans les pupilles.

Du premier au 6 décembre, rien à noter.

Le 7, je conseille à M. de Vaublanc de suspendre son traitement jusqu'au mois de mars.

Le 5 mars, M. le comte reparaît à la visite. Je ne trouve aucune différence dans l'opacité de la lentille ; mais le malade affirme avoir perdu une partie de l'aptitude qu'il avait à lire les petits caractères ; il dit que son horizon est plus éloigné, qu'il distingue les objets à une plus grande distance, qu'il se conduit avec beaucoup de hardiesse, et qu'il écrit avec facilité.

Le 8, M. de Vaublanc dit avoir écrit une lettre de deux grandes pages, et n'avoir éprouvé aucune fatigue.

Du 9 au 31, M. de Vaublanc ne s'est présenté que quatre ou cinq fois à ma visite.

Pendant le mois d'avril, M. de Vaublanc est venu six fois au pansement.

Le 9 mai, M. de Vaublanc revient à la visite; il veut être exact, et suivre son traitement pendant le mois de mai.

Le 10, M. de Vaublanc croit que sa vue est plus nette quand il observe les objets à l'œil nu; il dit qu'il se conduirait sans lunettes si le faible rayon de l'œil opéré ne dérangeait pas l'axe visuel de l'autre.

Le 11, M. le comte de Vaublanc cesse le traitement.

Le 15 août, en visitant M. de Vaublanc, je rencontrai M. Delpech, son médecin ordinaire, avec lequel j'eus une conférence relative à la position de son client. L'œil opéré s'est phlegmasié sans cause connue, et l'inflammation de cet organe s'est transmise à son congénère depuis environ quinze jours. Cette complication me fait craindre le retour de la cataracte et la diminution progressive de la vision, et cette crainte est d'autant mieux fondée que la phlegmasie s'est montrée réfractaire à tous les moyens rationels que notre savant confrère lui a opposés.

Le 7 janvier 1835, M. le comte de Vaublanc me fit une visite; il était convalescent d'une maladie des organes respiratoires; ses yeux toujours phlegmasiés me laissent craindre une cécité prochaine, quoique dans l'état actuel M. le comte de Vaublanc se conduise avec facilité et connaisse les cartes à quinze pieds de distance. Je dois noter que, sous le rapport physique, le cristallin paraît être dans le même état que lors de la cessation de mon traitement, et la personne qui observe le plus fréquemment les yeux de M. le comte est entièrement de mon avis. Ce n'est donc pas à l'augmentation de la cataracte qu'il faut attribuer la diminution de la vue, mais bien à l'inflammation, suite de l'opération de l'œil gauche, et transmise sympathiquement à l'autre.

LVe OBSERVATION. — M. DELAUNAY, *propriétaire*, *rue Joubert*, *n.* 28.

(Cataracte commençante à l'œil gauche ; guérison.)

—

Le malade, âgé de 58 ans, d'une constitution sanguine, se présente à la visite du 5 septembre dans la situation suivante :

« Il y a environ quatre mois que je ressentis une légère » douleur dans mon œil gauche, et une diminution bien tran- » chée dans la vue de cet œil. Un nuage léger et une multitude » innombrable de points noirs étaient constamment placés » entre cet œil et les objets extérieurs. A ces phénomènes in- » solites vint se joindre une sorte d'horreur pour les lieux » éclairés, et un scintillement de lumière infiniment désa- » gréable. Péniblement affecté de mon état, je consultai le » baron Venzel; il me dit que, si je n'avais pas une cataracte » commençante, cet œil était dans son état normal. Peu sa- » tisfait de cette conclusion, je me rendis chez le docteur » Sanson : après lui avoir rendu un compte détaillé de toutes » mes sensations, ce médecin examina mon œil avec la plus » minutieuse attention ; mais il ne put se prononcer d'une ma- » nière absolue sur la nature de ma maladie, puisqu'il me dit » que c'était une *cataracte* ou une *amaurose* commençante. » Marchant toujours d'incertitude en incertitude, et déplorant

» la pauvreté d'un art qui ne pouvait me donner aucun se-» cours, je me déterminai à attendre que les effets de cette » pénible affection devinssent assez apparens pour être re-» connus par tous les médecins.

» L'âme navrée, je quittai Paris, pensant que l'air de la » campagne apporterait quelque changement dans ma situa-» tion. Mais, au lieu de s'améliorer, mon état moral et celui » de ma vue s'aggravaient tous les jours, au point qu'une » fièvre quotidienne et une prostration de forces presque com-» plète menacent aujourd'hui mon existence. J'ajouterai, » monsieur, qu'après la lecture de votre mémoire sur la ca-» taracte, et surtout la réponse de M. de Longperrier, auquel » j'avais écrit pour m'assurer de l'exactitude de son observa-» tion, une lueur d'espoir est venue ranimer mon courage » abattu. Si ma maladie est du nombre de celles que vous » pouvez guérir, je vous prie de me le dire avec la même fran-» chise que si vous la jugez incurable; car le pire de tous les » maux est, selon moi, l'incertitude. »

En examinant l'œil malade, je reconnus l'opacité de la pupille, qui était couleur gris-cendré uni; et, en me rendant compte de l'effet par la cause, je restai persuadé qu'une lentille aiguë avait donné naissance à une cataracte capsulo-lenticulaire; par les signes subjectifs, c'est-à-dire ceux indiqués par le malade, il me fut très-facile de reconnaître une légère irritation de la rétine. Il faut joindre à tous ces phénomènes morbides une phlegmasie chronique de la partie externe de la paupière inférieure.

M. Delaunay lit encore le gros texte d'un livre; mais il ne peut continuer ce travail pendant plus d'une minute, parce que les caractères paraissent se décomposer, et que l'œil se remplit de larmes.

C'est dans cet état que nous commençons le traitement, cejourd'hui 5 septembre 1833.

Le 10, M. Delaunay supporte la lumière sans éprouver de sensation pénible.

Le 11, il lit pendant cinq ou six minutes le texte d'un livre moitié plus fin que celui qui servit à notre première expérience.

Le 15, M. Delaunay est venu à la visite sans lunettes; il supporte très-bien les effets de la lumière la plus intense. Le malade a repris de la gaîté; il dit que sa fièvre n'existe plus, et que ses forces reviennent comme par enchantement.

Le 17, M. Delaunay dit que les points noirs qu'il avait sans cesse devant l'œil malade n'existent plus. La pupille est transparente; il ne m'est pas possible d'y découvrir la plus légère fraction de matière hétérogène.

Le 18, M. Delaunay est gai; il dit que sa santé est excellente et qu'il est content de la situation de son œil, quoiqu'il perçoive encore de légères oscillations de lumière.

Le 20, la pupille est dans son état normal; les phénomènes insolites n'existent plus : j'engage le malade à cesser un traitement désormais inutile, et, le 21, il me remercie de mes soins, et retourne heureux et content à sa maison de campagne.

Le 10 juillet 1834, M. Delaunay m'a fait une visite pour m'apprendre que sa vue et sa santé n'avaient rien perdu depuis la cessation du traitement.

LVIe Observation. — Mme SAVIGNAUD, *cuisinière chez M. Beurard, hôtel de Nemond, rue de la Tournelle, n. 3, âgée de 44 ans.*

(Cataracte capsulo-lenticulaire à l'œil gauche ; grande amélioration de la vue.)

—

La malade, d'une constitution sanguine, se présente à notre visite, le 12 septembre 1833, dans l'état sous-indiqué.

L'œil droit est entièrement décomposé par des ophthalmies récurrentes, qui envahirent cet organe il y a 32 ans. Cataracte capsulo-lenticulaire à l'œil gauche, iris mobile, pupille couleur d'albumine ; photophobie, c'est-à-dire douleurs aiguës dans l'œil quand la malade regarde la lumière ou les couleurs rouges ; nuage placé entre l'œil et les objets.

Madame Savignaud dit que, depuis plus de trois mois, elle ne peut distinguer les traits des personnes qu'elle regarde à quelques pieds de distance ; cependant elle se conduit hardiment et lit le texte d'un livre imprimé en gros caractères.

Le 16 septembre, en présence de M. Simon, rentier, rue des Fossés-Saint-Victor, n° 30, la malade affirme que sa vue n'a point été fatiguée en regardant les couleurs vives, et qu'elle a parfaitement distingué les traits, ainsi que la couleur des yeux, des personnes qu'elle a rencontrées sur son passage.

Le 28, la malade est dans le ravissement : elle a lu un journal tout entier sans la moindre fatigue, et a travaillé à la couture avec la plus grande facilité.

Dans le courant du mois d'octobre la vue va toujours en s'améliorant.

Dans le mois de novembre, la malade ne paraît plus que rarement à la visite; elle est satisfaite de sa vue.

LVIIe Observation. — M. HÉRAULD, *ancien capitaine d'artillerie de marine, actuellement à Paris, rue de Seine, n. 70.*

(Deux cataractes lenticulaires, compliquées de taies chroniques de la cornée transparente; diminution bien tranchée de l'opacité des lentilles; grande amélioration de la vue.)

—

Le malade, âgé de 46 ans, d'une constitution nerveuse, se présente à notre visite du 10 octobre 1833, porteur de deux cataractes lenticulaires compliquées.

Le malade assure que les taches de la cornée existent depuis plus de quarante ans, et qu'elles ont pour cause une grave ophthalmie, suite de la petite vérole.

Malgré ces albugos, disposés en reliefs, la vision de l'œil droit était excellente, tandis que celle de l'œil gauche fut toujours d'une extrême faiblesse.

M. Hérauld affirme que, depuis environ dix-huit mois, sa

vue suit une marche décroissante très-active, et que, dans l'état actuel, c'est avec la plus grande timidité qu'il parcourt les rues de Paris : ce malade lit encore quelques mots imprimés, mais il est dans l'impossibilité de lire une demi-page sans éprouver un papillotage dans les yeux, et une douleur grave à la racine du nez, où se réunissent les nerfs optiques.

M. le docteur *Ricor*, chirurgien à l'hôpital de la Salpêtrière, a depuis long-temps reconnu l'existence de deux cataractes lenticulaires. Ce médecin avait eu l'obligeance d'accompagner le malade chez M. *Demour*, pour s'entendre avec lui sur les moyens d'arrêter les progrès de la maladie; mais le résultat de cette consultation fut qu'il fallait attendre la cécité, vu l'impuissance de toutes les méthodes.

Nous devons déclarer que M. Ricor ne fit point d'opposition systématique contre notre méthode, et qu'il laissa au malade la liberté d'essayer notre traitement.

Du 10 au 25 octobre, M. Hérauld ne nous indique aucun changement dans sa situation.

Le 30, M. Hérauld affirme que son horizon s'est beaucoup éloigné, et que de la rue de la Paix il voit la statue équestre de Louis XIV à la place des Victoires.

Le 3 novembre, le malade dit avoir la faculté de lire et d'écrire : il assure que le docteur *Ricor* a trouvé de la diminution dans l'opacité des lentilles.

Le 4, un accès de colère a dérangé la vue de ce malade : il accuse une douleur grave dans la masse cérébrale, et une pesanteur insolite dans les paupières. Cette congestion sanguine nous met dans la nécessité de recourir, pendant près de deux mois, à un régime sévère, à plusieurs évacuations sanguines, aux pédiluves, et aux exutoires.

Le 7 janvier 1834, le malade dit avoir recouvré une grande partie de ses moyens visuels.

Le 15, M. Hérauld est content de sa vue : il dit avoir écrit plusieurs lettres sans éprouver de fatigue.

Le 25, M. le docteur Ricor examina les yeux de ce malade, et reconnut une grande diminution de l'opacité.

Du 26 au 31, le malade est content de sa vue.

Pendant le mois de février, M. Hérauld suspend le traitement de ses cataractes.

Pendant le mois de mars, je ne le vois que cinq ou six fois.

Le 1er avril, M. Hérauld reprend son traitement. Les cataractes sont peu apparentes, et la vision est assez bonne.

Le docteur Ricor a examiné à plusieurs reprises les cristallins de ce malade, et chaque fois il lui a déclaré qu'elles suivaient une marche décroissante très-appréciable.

Pendant le mois de mai, M. Hérauld est content du service que lui rendent ses yeux.

Le 1er juin, il ne m'est pas possible de retrouver la plus légère trace de cataracte, et je cesse le traitement.

Le 1er septembre, M. Hérauld m'a fait une visite pour me rendre compte de son état actuel : il m'assura que sa vue était bonne, et qu'il se servait de ses yeux comme avant la naissance de ses cataractes.

LVIIIe OBSERVATION. — Mme DESSAULX, *de Nantes, actuellement à Paris, hôtel de Reichstadt, rue Neuve-Saint-Augustin.*

(Cataracte compliquée d'amaurose à l'œil droit; cataracte lenticulaire très-avancée à l'œil gauche; guérison de cette dernière.)

—

La malade, âgée de 56 ans, constitution sanguine et nerveuse, se rend à ma visite du 7 décembre 1833, accompagnée de son mari.

Cette dame affirme que, lors de l'invasion de sa maladie, elle ne voyait les objets que par zones. Ainsi, me dit-elle, pour voir un individu de la tête aux pieds, j'étais obligée de le fractionner en vingt-cinq ou trente portions. Les médecins ordinaires ayant échoué dans le traitement de cette bizarre affection de l'œil droit, madame Dessaulx vint à Paris prendre conseil de plusieurs médecins spéciaux qui ne furent pas plus heureux.

Il y a environ cinq ans que la cécité de l'œil droit est complète; depuis plus d'une année la malade ne peut marcher sans guide; elle dit que depuis la même époque elle est privée de prendre ses repas avec sa famille, parce qu'elle ne peut saisir que très-maladroitement les choses qui lui sont nécessaires.

La cataracte de l'œil droit est complète; l'iris est adhérent et frangé à son bord, libre.

La cataracte gauche offre un ton albumineux; l'iris est mobile; la lumière fait percevoir des douleurs très-intenses, et les paupières sont dans un état continuel de clignotement.

La photophobie et les inquiétudes nerveuses m'obligèrent à en rechercher les causes, et je reconnus l'existence d'une gastro-entérite chronique, à laquelle j'attribuai les phénomènes sus-indiqués. En conséquence, je m'attachai à détruire les causes présumées de la complication par les anti-phlogistiques et le régime laiteux et végétal.

Après huit jours de traitement, la malade supporte, sans douleur l'action de la lumière la plus vive.

Le 10 janvier 1834, madame Dessaulx fut obligée de faire remplacer le verre de son monocle, qui était devenu trop fort pour sa vue.

Le 15 février, la vision s'étant beaucoup améliorée, M. Chamblant, opticien, changea encore le verre du monocle.

Le 10 mars, l'amélioration de la vue de madame Dessaulx l'obligea à changer le verre de son monocle pour la troisième fois.

Le 15 mars, la malade vint seule à la visite: elle me dit qu'elle me devait la liberté, qu'elle prisait plus que la vie.

Le 20, madame Dessaulx me dit que, sans lunettes, elle venait de lire les quatre premiers actes du drame de *Victor Hugo*, intitulé *le Roi s'amuse*.

Du 21 au 31, madame Dessaulx est on ne peut plus satisfaite de l'état général de sa santé et de celui de sa vue.

Pendant le mois d'avril, la vue de madame Dessaulx continue à s'améliorer.

Le 1er mai, madame Dessaulx me remercie de mes soins. La vue de son œil gauche est aussi bonne qu'à une autre époque de sa vie. La cataracte droite n'a subi qu'une légère modification; mais les adhérences de l'iris se sont rompues, et cette membrane érectile se dilate et se resserre presque aussi bien que celle de l'autre œil.

Du 1er mai 1834 au 4 janvier 1835, j'ai reçu plusieurs fois le bulletin de la santé de mon intéressante malade.

Le 5 janvier 1835, M. Lamanière, propriétaire de la maison habitée par cette dame, m'apprit qu'elle continuait à jouir d'une bonne santé, et que sa vue lui servait aussi bien, pour ne pas dire mieux, qu'à l'époque où elle cessa son traitement.

Pour me donner une idée de l'aptitude actuelle de ma cliente, M. *Lamanière* ajouta que, dans les derniers jours de décembre, cette dame avait visité tous les magasins de Nantes, et que seule elle avait bien choisi les objets qu'elle avait l'intention d'offrir à sa famille et à ses amis.

Il m'apprit encore que madame Dessaulx n'employait plus de lorgnon, et qu'elle lisait comme avant sa maladie.

LIXe OBSERVATION. — Mme LAMOUREUX, *propriétaire à Nantes.*

(Deux cataractes commençantes avec complication de rétinitis à l'œil droit ; guérison des deux cataractes ; amélioration de l'irritation de la rétine après deux mois de traitement.)

—

Cette dame vint nous consulter le 18 décembre 1833 ; elle était affectée de deux cataractes constatées par les docteurs Palois, président de la société académique de médecine de Nantes, Lafond, professeur d'anatomie à l'école secondaire de Nantes, et chirurgien à l'hôpital de cette ville, ainsi que par le docteur Lamoureux, fils de la malade.

Ces trois savans confrères avaient diagnostiqué l'existence de deux cataractes, dont celle de l'œil droit paraissait plus avancée du côté de l'angle interne, tandis que celle de l'œil gauche semblait plus avancée du côté du cristallin qui correspond à l'angle interne de l'orbite. La malade dit qu'un lambeau grisâtre, de la grosseur d'une mouche, est toujours placé entre son œil droit et les objets qu'elle observe dans un lieu éclairé, mais que ce phénomène est remplacé par un serpenteau phosphorique quand elle dirige ses regards dans un lieu peu éclairé. Depuis trois mois madame Lamoureux se plaignait de la diminution de sa vue et de l'impression douloureuse que lui causait la lumière; mais, depuis 15 jours seulement, cette dame a cessé de voir les caractères imprimés quand elle les observe à l'œil nu; la malade affirme que tous les objets qu'elle regarde sont couverts d'un nuage: c'est dans cet état que nous commençons le traitement.

Jusqu'au 25 janvier 1834, madame Lamoureux n'indique aucune amélioration; cependant je trouve que les pupilles sont moins opaques.

Le 26, madame Lamoureux a lu quelques mots sans se servir de lunettes; elle affirme que le nuage qui masquait les objets est beaucoup moins épais, et que le phénomène insolite de l'œil droit est divisé en trois lambeaux, laissant entre eux un égal intervalle.

Le 27, madame Lamoureux est on ne peut pas plus contente de sa vue, elle lit les enseignes d'un côté du boulevart à l'autre, les objets ne sont plus recouverts de nuages, elle les voit dans leur état naturel.

Le 31, madame Lamoureux lit très-bien sans lunettes le livre qu'elle avait apporté pour lui servir de terme de comparaison; elle voit les objets à une très-grande distance, de la même manière qu'elle les voyait à 30 ans; les pupilles sont luisantes, elles réfléchissent nettement mon image; mais les imaginations de l'œil droit existent encore sous des formes variées: ce sont des barres diaphanes, ou des anneaux de la même nuance, quand elle est au grand jour, tandis que dans un lieu éclairé par une lumière crépusculeuse elle voit de petites étincelles phosphorescentes.

Le 14 février, je trouve les pupilles dans leur état normal, et je prie la malade de faire examiner ses yeux par l'un de nos médecins habitués à ce genre d'observations ; c'est au professeur Marjolin que madame Lamoureux s'adresse, parce qu'elle a souvent entendu monsieur son fils parler de cet illustre praticien.

M. Marjolin assure à notre intéressante malade qu'il n'existe dans ses pupilles aucun signe de cataracte, et lui prescrit quelques saignées générales et locales, ainsi qu'un régime végétal et laiteux pour détruire l'irritation légère de l'expansion du nerf optique.

Entièrement satisfaite de son état actuel, madame Lamoureux part pour Nantes le 20 février, guérie de ses cataractes après 60 jours de traitement.

Copie de la lettre du docteur Lamoureux.

Monsieur et très-honoré confrère,

« Veuillez, je vous prie, m'excuser si je n'ai pu répondre de » suite à votre lettre ; j'attendais que ma mère eût été visitée » par les médecins de Nantes qui la virent avant son départ » pour Paris. Messieurs Palois et Lafond ont examiné attentivement ses yeux : l'œil gauche ne présente aucune apparence de cataracte, le droit offre une légère teinte grisâtre » du cristallin peu marquée à la vérité et ne gênant aucunement la vision ; ma mère peut lire et supporter une lumière » vive, ce qu'elle ne pouvait faire avant le traitement prescrit » et dirigé par vos soins. C'est le cœur plein de reconnaissance » et d'admiration pour le résultat obtenu chez ma mère par » votre méthode que je viens vous prier d'agréer mes remercî-

» mens et les salutations respectueuses de votre tout dévoué
» confrère.

» LAMOUREUX, D.-M. P.

» Nantes le 20 mars 1834. »

Dans une autre lettre du 19 juillet, M. Lamoureux s'exprime ainsi : « Les yeux de ma mère sont toujours beaux, point » d'apparence de cataracte ; la vision s'exécute dans toute son » intégrité. »

LXe OBSERVATION. — M. LE VICOMTE DE CANILLAC.

(Cataracte complète à l'œil gauche ; cataracte capsulaire à l'œil droit ; grande diminution de cette dernière, sans résultat avantageux pour la vision.)

—

Le malade, âgé de 81 ans, bonne constitution, se présente à la visite, le 27 janvier 1834, avec une cataracte complète à l'œil gauche, et une cataracte capsulaire à l'œil droit. M. de Canillac a suivi, pendant quatre ans, la méthode révulsive du docteur Gondret, sous l'influence de laquelle la cataracte commençante est devenue complète, et l'œil sain s'est cataracté.

L'œil droit perçoit encore les objets à une grande distance ; il en apprécie la grandeur, la forme et la couleur ; mais ce n'est qu'à l'aide d'une loupe qu'il a la faculté de lire quelques lignes dans un livre imprimé en caractères *philosophie*. La pupille est masquée, dans presque toute son étendue, d'une matière gris sale. On voit dans le centre de la capsule cristalline une raie transversale, d'une ligne environ de largeur, par laquelle on peut distinguer le fond de la pupille, et c'est par cette même ligne que cet œil conserve la faculté de juger les objets. Le globe de l'œil, extrêmement bombé et proéminent, donne un démenti formel à nos très-savans physiologistes, puisque le malade est presbyte malgré la conformation de ses yeux.

Le 10 février, M. le docteur Guilloto examine les yeux de notre malade, et il reconnaît trois grandes échancrures dans la capsule cristalline, c'est-à-dire que la matière cataractante, résorbée d'une manière inégale, laisse quatre parties de la pupille parfaitement transparentes, tandis que des fractions de matière hétérogène couvrent encore la capsule et interceptent le passage des rayons lumineux. Du reste, M. le vicomte n'accuse aucune amélioration dans la manière de percevoir les objets.

Du 11 au 25 la ésrorption continue; les parties opaques de la capsule sont moins larges.

Le 26, le docteur Guilloto étudie encore l'état des pupilles et reconnaît, comme moi, la diminution de l'opacité. Cependant le malade n'indique aucun changement dans la perception des objets; il nous dit que l'œil gauche voit mieux la lumière à laquelle il est très-sensible. L'iris, dont les mouvemens étaient très-bornés quand nous commençâmes le traitement de la cataracte, obéit maintenant, avec beaucoup d'activité, à l'impression des rayons lumineux.

Du 27 février au 20 mars, M. de Canillac n'accuse point d'amélioration dans l'œil droit ; il dit que son œil gauche perçoit beaucoup mieux la lumière, et que son médecin ordinaire trouve une diminution notable des deux cataractes.

Le 22, M. de Canillac prend une consultation de M. le professeur Marjolin, qui l'engage à continuer mon traitement.

Les 23, 24, 25 et 26, le malade manque la visite.

Le 29, il reprend le traitement; il dit que son médecin ordinaire a reconnu une grande diminution d'opacité dans la cataracte de l'œil droit. Cependant la vision ne s'est point améliorée.

Pendant le mois de mars, M. de Canillac éprouva les premiers symptômes d'une gastro-péritonite, avec épanchement. Cette affection fut traitée d'abord par les purgatifs drastiques, et ensuite par les évacuations sanguines, qui eussent mieux réussi sans doute dans le principe de la maladie; mais les médecins auxquels M. le vicomte de Canillac confia la direction de sa santé pensèrent et agirent contrairement à mon opinion médicale.

Pendant le mois d'avril, nous continuâmes le traitement, sans résultat avantageux pour la vision. Cependant la cataracte de l'œil droit est presque entièrement résorbée; on voit encore une légère strie de matière albumineuse à la partie supérieure de la capsule, et deux très-petits points, de même nature, à la partie la plus déclive de ce tissu membraneux. Les médecins qui ont suivi la marche de cette maladie sont forcés de convenir que les onze douzièmes de la matière cataractante ont été détruits par mon traitement, et que l'infiniment légère fraction qui existe encore ne peut, en aucune manière, empêcher le phénomène de *la vision.*

Le 14 janvier 1835, j'ai visité M. le vicomte de Canillac, et j'ai retrouvé sa cataracte précisément dans l'état où elle était le 30 avril 1834.

M. le vicomte m'a affirmé que le docteur *Ratteau*, son médecin ordinaire, était entièrement de mon avis.

Au surplus, le malade était occupé à écrire quand je me présentai chez lui : il me dit qu'il voyait très-bien les objets, mais qu'il était toujours privé de lire.

Notez que M. le vicomte a plus de 82 ans.

LXIe Observation. — M. COURANT.

(Deux cataractes inégales ; amélioration de la vue ; cessation anticipée du traitement.)

—

Le malade, âgé de 68 ans, constitution lymphatique, se présente à ma visite du 30 janvier 1834 avec deux cataractes capsulo-lenticulaires constatées par plusieurs médecins de Nantes, et surtout par M. le docteur Palois, président de la

Société académique de cette ville, qui nous adresse ce malade, auquel il prend le plus vif intérêt.

C'est le docteur Guilloto, neveu du malade, qui le présente à mon observation après avoir lui-même constaté son état.

Les pupilles ont une couleur grisâtre, plus marquée à l'œil gauche, aussi la vue de cet œil est presque nulle ; l'œil droit, moins cataracté que son congénère, ne peut distinguer les objets que très-imparfaitement ; le malade ne peut se conduire sans guide ; il est obligé d'étudier pendant un demi-quart d'heure pour nommer des lettres de 18 lignes de hauteur ; il voit les cartes en les plaçant à un demi-pied de ses yeux ; il ne peut monter sa montre qu'en la plaçant très-près d'une bougie ; les yeux sont très-sensibles à l'impression du soleil, ce qui oblige le malade à porter des lunettes bleues.

Le 6 février, M. Courant marche sans guide, il trouve la porte d'entrée de mon logement.

Le 10, il dit qu'il monte sa montre à plusieurs pieds de distance de la bougie.

Le 12, il lit avec hésitation des caractères de six lignes de hauteur ; il voit les cartes à deux pieds de distance de son œil droit, et il les nomme en les plaçant à 8 pouces de l'œil gauche ; il dit que la lumière le fatigue beaucoup moins.

Le 18, il est inquiet ; il croit que sa vue est moins nette ; mais je ratifie cette erreur en le soumettant aux mêmes épreuves que nous avions faites le 12.

Le 21, après avoir consulté le docteur Guilloto, nous plaçons un séton à la nuque du malade, pour établir un point d'irritation sur cette partie, et diminuer ainsi la congestion qui se fait vers l'encéphale, soit par l'action du tissu cérébral, ou par les affections morales du sujet qui se tourmente sans cesse pour les causes les plus légères.

Le 25 nous levons le premier appareil, le pus est peu abondant ; la flexion est nulle.

Le 27, M. Courant est venu à la visite avec madame Moulin, sa compatriote, et il me dit avoir eu la plus grande aptitude à conduire cette dame : il faut noter que le malade n'avait point de lunettes, quoique le soleil fût très-vif.

M. Courant a nommé toutes les cartes que je lui ai présentées à plus de 3 pieds de distance.

Le 4 mars, le malade affirme que du boulevart il a distingué la colonne de la place Vendôme.

Le 17, M. Courant dit que sa vue l'a très-bien servi, et qu'il a marché d'un pas très-assuré.

Du 18 au 31, M. Courant est inquiet ; il ne sait ce qu'il veut ; un jour il est décidé à quitter le traitement pour retourner dans sa ville natale, et le lendemain il me prie de lui continuer mes soins. Craignant que les inquiétudes toujours renaissantes de ce malade ne finissent par lui être funestes, je l'engage à cesser le traitement pour aller essayer celui d'un médecin nomade, qui est maintenant à Nantes, où il fait des merveilles, dit-il, en rendant la vue parfaite à tous les cataractés sans exception. Plusieurs de mes estimables confrères de Nantes, que j'avais priés de me dire toute leur pensée à cet égard, m'ont fait l'honneur de me répondre que mon prétendu concurrent n'était pas dangereux pour moi, puisqu'il ne tenait rien de ce qu'il promettait avec la plus grande assurance, et que M. Courant était toujours dans le même état.

LXIIe Observation. — Mme MOULIN, *de Nantes.*

(Deux caractes inégales ; guérison de celle de l'œil droit.)

La malade, âgée de (1) ans, constitution sanguine, se présente à ma visite du 24 février dans la situation sous-indiquée.

Cataracte complète à l'œil gauche ; iris mobile, couleur gris cendré ; vision nulle.

Cataracte capsulo-lenticulaire à l'œil droit, iris mobile, couleur albumineuse ; cet œil est on ne peut plus sensible au contact des rayons lumineux ; la malade lit les caractères imprimés quand elle est éclairée par une lumière crépusculeuse, mais elle ne peut se conduire sans guide.

L'état des yeux est constaté par MM. les docteurs Palois, président de l'académie de médecine de Nantes ; Lafond, chirurgien de l'hôpital et professeur d'anatomie à l'école de Nantes, et Lamoureux : ces deux derniers médecins m'ont fait l'honneur de m'écrire en m'adressant cette malade.

(1) Cette dame ne veut pas dire son âge.

Le 4 mars, madame Moulin me dit que la douleur qu'elle avait depuis long-temps dans les yeux et les tempes n'existe plus. La pupille droite réfléchit nettement mon image, la gauche est un peu moins opaque, point de changement dans la vision.

Du 5 au 31 mars, madame Moulin n'indique aucun changement dans l'état de sa vue, et cependant la cataracte se résorbe d'une manière appréciable.

Pendant le mois d'avril, la cataracte se résorbe assez activement, mais la malade n'indique aucune amélioration dans sa vue.

Le 12 mai, madame Moulin convient que depuis quelques jours sa vue se raffermit.

Le 20, M. le docteur Lafond, chirurgien en chef de l'hôpital de Nantes, a étudié l'état des cataractes de madame Moulin ; ce confrère a reconnu une diminution notable de l'opacité du cristallin droit, qu'il n'avait pas vu depuis le 7 janvier.

Le 21, madame Moulin est contente de sa vue, mais elle désire retourner dans sa patrie pour guérir une légère bronchite dont elle se plaint depuis quelques jours.

Le 23, je reçois les adieux de madame Moulin, elle espère reprendre le traitement de ses cataractes quand elle sera guérie de sa bronchite (rhume ou catarrhe).

Le 9 octobre, madame Moulin reprend son traitement, et ne m'indique rien de bien tranché dans ses moyens visuels.

Il faut pourtant noter que cette dame rectifiait très-promptement quelques mots sur lesquels j'hésitais à dessein, en parcourant une lettre que le docteur Palois, son médecin ordinaire, l'avait chargée de me remettre.

Cette remarque me laissa dans la persuasion que madame Moulin voyait beaucoup mieux qu'elle ne voulait l'avouer.

Du 10 au 30 octobre, madame Moulin est contente un jour et peu satisfaite le lendemain, de sorte qu'il serait trop long de noter jour par jour les alternatives que la vue de cette dame éprouve.

Pendant le mois de novembre et décembre, même incertitude sur la situation de madame Moulin.

Le 18 janvier 1835, madame Moulin dit avoir écrit une longue lettre avec une aptitude qu'elle avait depuis long-temps perdue.

Le 19, en présence de M. Hugon, propriétaire notable à Nancy, madame Moulin a lu l'enseigne d'un marchand de meubles à plus de deux cents pas de distance. Cependant elle se plaint encore avec amertume du peu d'efficacité de mon traitement.

Le 20, j'engageai fortement madame Moulin à cesser un traitement duquel elle se plaignait depuis si long-temps; mais elle me pria de le continuer encore quelques jours.

Le 23, madame Moulin me pria encore de lui continuer mes soins, en me disant que depuis deux jours seulement sa vision s'améliore, et qu'elle peut aujourd'hui lire avec facilité toutes les écritures.

En effet, je lui donnai le manuscrit de cette observation, et elle en fit la lecture avec toute la facilité désirable. On voit que madame Moulin a plus gagné dans deux ou trois jours que pendant les quatre mois qui les ont précédés, et qu'il était utile de la renvoyer pour lui faire avouer son état.

Le 29 janvier, madame Moulin m'a dit avoir lu avec facilité une lettre qu'elle avait reçue de Nantes ; cette dame assure que sa maîtresse d'hôtel l'avait complimentée en la voyant faire cette lecture sans employer de lunettes.

Du 30 janvier au 13 février, madame Moulin est assez contente de sa vue; comme il ne reste dans le cristallin droit qu'une légère teinte opaline, et qu'il est probable qu'elle restera toujours, je cesse le traitement.

Nantes, 17 janvier 1834.

MONSIEUR ET CONFRÈRE,

Je vous adresse madame Moulin dont les yeux sont bien malades; mais les succès que vous avez déjà obtenus me font espérer que vous serez encore heureux dans ce cas-ci.

Je vous remercie de la bonté que vous avez eue de me faire remettre votre ouvrage par M. Danilo; je l'ai lu avec plaisir, et je regrette de ne pas connaître un procédé curatif dont vous obtenez autant d'avantages.

Agréez, je vous prie, l'assurance du respect et de la reconnaissance avec lesquels j'ai l'honneur d'être, monsieur,

Votre dévoué serviteur et confrère,

LAFOND, docteur-médecin.

LXIIIe Observation. — M. ROULLAND, *propriétaire à Granville, département de la Seine.*

(Deux cataractes inégales ; grande amélioration de la vue.)

Le malade, âgé de 80 ans, bonne constitution, se présente à la visite, le 25 février 1834, porteur de deux cataractes capsulo-lenticulaires ; celle de l'œil droit est très-avancée, cet œil ne distingue pas les doigts de ma main.

L'œil gauche conserve la faculté de lire, mais seulement pendant quelques minutes, et à l'aide d'une lunette concave.

M. Roulland dit que son horizon se rapproche de jour en jour, et que les objets qu'il observe sont recouverts d'un voile.

L'état des yeux a été constaté par M. le docteur Chevreuil, médecin ordinaire du malade, et M. Huet exerçant au Hâvre.

Le 3 mars, M. Roulland me dit que du boulevart il a distingué les numéros des maisons de la rue Basse-du-Rempart.

Le 5, le malade compte mes doigts, ayant l'œil gauche fermé : il distingue la couleur des cartes, mais il ne peut en nommer aucune. Le 25 février, en présence de M. Dorival, ex-juge de paix du troisième arrondissement de Paris, M. Roulland n'avait pu distinguer aucune couleur, indiquer la forme des cartes, ni savoir si ma main était ouverte ou fermée.

Le 12, M. Roulland est content de l'amélioration de sa vue : il dit qu'avant le traitement il lui arrivait souvent de donner du cœur pour du carreau en faisant sa partie de wisk, et que depuis trois ou quatre jours il voit ses cartes avec toute la facilité désirable.

Le 19, M. Roulland prend congé jusqu'au 15 du mois d'avril; il est on ne peut plus content de l'état actuel de sa vue.

Le 1er mai seulement, M. Roulland reprend son traitement. La vision est restée dans le même état, ainsi que l'opacité des lentilles.

Le 19, M. Roulland lit le texte du journal le *Temps*, avec toute la facilité désirable.

Du 20 au 31, le malade ne nous indique aucun changement dans l'état de sa vue.

Du 13 au 26 juin, le malade est content du service que lui rend son œil gauche.

Le 27, M. Roulland cesse le traitement, disant qu'il serait trop heureux s'il restait dans l'état où il se trouve jusqu'à son dernier jour.

LXIVe Observation. — M. BEAUCHÊNE.

(Deux cataractes capsulo-lenticulaires inégales; amélioration de celle de l'œil droit; guérison de la cataracte lenticulaire du gauche.)

M. Beauchêne, âgé de 56 ans, constitution sanguine, se présente à la visite, le 2 mars 1834, porteur d'une cataracte capsulo-lenticulaire complète à l'œil droit et d'une cataracte des mêmes tissus très-avancée à l'œil gauche.

Le cristallin droit offre une couleur gris-cendré uni; la capsule est recouverte d'une multitude de points albumineux disposés en grappe.

Le cristallin gauche, légèrement grisâtre, est le siége d'une cataracte commençante; la capsule est recouverte dans toute son étendue d'une matière albumineuse, fendillée à la circonférence, unie et compacte à la partie centrale.

La vision de l'œil droit est nulle, le gauche laisse encore au malade la faculté de lire les gros caractères pendant quelques minutes seulement, le malade a plus d'aptitude à écrire, mais il est obligé de fermer l'œil droit. Quand il regarde un objet ayant les deux yeux ouverts, il en voit dix de la même forme et de la même grandeur.

La conjonctive et la sclérotique de l'œil gauche sont injectées d'une matière sanguinolente qui n'occasione aucune sensation douloureuse, et que le malade assure se renouveler fréquemment. La fréquence et l'intensité de ce mouvement fluxionnaire sur les globes oculaires peut expliquer (au moins en partie) le développement des cataractes.

Le 5 mars, la fluxion occupe les deux yeux.

Le 6, on voit quelques points blanchâtres qui indiquent la résorption du fluide sanguin.

Le 8, les conjonctives et les cornées sont dans leur état normal.

Le 9, M. Beauchêne dit avoir écrit une longue lettre à madame son épouse, sans être forcé de fermer l'œil droit.

Le 21, M. le docteur Guilloto, qui avait étudié l'état des yeux du malade, le 5 du même mois, reconnaît la marche décroissante des cataractes.

Du 21 au 29, le malade n'indique aucune modification importante dans la manière dont il perçoit les objets.

Le 30, M. Beauchêne lit en ma présence les caractères typographiques les plus fins, mais il est obligé de fermer l'œil droit.

Le 15 avril, le malade dit avoir lu une lettre de madame son épouse et une de son gendre sans avoir été forcé de fermer l'œil droit.

Le 16, M. Bousquet, ami du malade, après un sérieux examen des cataractes qu'il avait étudiées le 31 mai, déclare que l'opacité a prodigieusement diminué. M. Beauchêne nous dit que, ce matin et hier dans la soirée, il avait lu plusieurs paragraphes d'un manuscrit, avec son œil droit seulement; on doit se rappeler que cet œil était inutile et même nuisible au malade quand il vint réclamer mes soins.

Le 20, M. Beauchêne dit avoir lu deux longues lettres à la lueur d'une bougie.

Du 1er au 15 mai, M. Beauchêne est assez content du service que lui rendent ses deux yeux, mais il se plaint encore de leur sensibilité quand il les expose à une vive lumière.

Du 16 au 30, le malade est content de sa vue qui lui permet de lire quelques colonnes des journaux.

Pendant le mois de juin, les cataractes suivent une marche décroissante assez lente; il reste encore un point albumineux sur le centre de la pupille gauche, qui est sans doute le noyau autour duquel s'était formée l'opacité qui menaçait cet œil d'une cécité prochaine. Nous pensons que le temps et la continuation du régime végétal, ainsi qu'un exercice modéré et l'air natal, seront de puissants auxiliaires pour aider la résorption de la faible fraction de matière albumineuse qui dans tous les cas ne gêne point la vision.

Le 21, M. Beauchêne déclara avoir lu et écrit plusieurs lettres en se servant des lunettes, qui depuis plus de quatre ans ne lui étaient d'aucun secours.

Je pense que cette observation me dispense de tout raisonnement en faveur de ma méthode, puisqu'elle indique de la manière la plus positive le retour de la vue au point où elle était quand M. Beauchêne se servait utilement de ses lunettes. En conséquence, il est inutile de disserter longuement pour convaincre toutes les personnes de bonne foi, car elles ont déjà compris que l'opacité des cristallins et des capsules doit être maintenant dans la situation où elle se trouvait il y a quatre ans.

LXVe OBSERVATION. — M. GARELLA, *ingénieur en chef des ponts-et-chaussées du département des Bouches-du-Rhône.*

(Deux cataractes capsulo-lenticulaires, compliquées d'amblyopie; guérison des cataractes.)

—

Le malade, âgé de 56 ans, constitution sanguine, se présente à la visite le 4 mars 1834, affecté de deux cataractes faciles à diagnostiquer par leur couleur albumineuse, plus marquée dans la pupille droite que dans la gauche.

Il y a quatre mois que ce malade consulta le professeur Dupuytren, et, plus tard, M. Sichel; ces deux médecins ne soupçonnèrent pas l'existence des cataractes; ils pensèrent que la diminution de la vue était due à la faiblesse des nerfs optiques, et ordonnèrent différens collyres stimulans, plusieurs évacuations sanguines, trois ou quatre potions purgatives et un séton à la nuque. Cette méthode évacuante et révulsive ne produisit aucun changement dans l'état du malade, et, en l'absence du professeur Dupuytren, il vint demander mes conseils et mes soins.

L'iris de l'œil droit est très-resserré, ce tissu érectile exécute des mouvemens très-bornés. La pupille, très-étroite, offre une couleur grisâtre uniforme.

L'iris de l'œil gauche exécute ses mouvemens de dilatation et de resserrement d'une manière très-appréciable ; cette pupille est une fois aussi large que l'autre, et le malade voit mieux de ce côté.

M. Garella éprouve des hallucinations permanentes, qui simulent des toiles d'araignées, et un scintillement de lumière masquée d'un brouillard que le malade compare à la vapeur de l'eau bouillante.

M. le docteur Guilloto examina l'état des yeux le 3 mars, et reconnut l'opacité des pupilles ; mais il engagea le malade à consulter des oculistes avant de se confier à mes soins, car il n'osa se prononcer d'une manière positive quand M. Garella lui dit que MM. Dupuytren et Sichel n'avaient pu diagnostiquer les cataractes.

Pendant le mois de mars, M. Garella n'indique aucun changement dans l'état de sa vue ; il dit cependant qu'il voit mieux après chaque pansement.

Pendant le mois d'avril, il m'est facile d'apercevoir la grande diminution de l'opacité des cristallins ; la cataracte de l'œil gauche est entièrement résorbée, et celle du droit a diminué des dix douzièmes. Il faut donc que les nerfs optiques aient perdu beaucoup de leur activité, puisque le malade n'accuse aucune amélioration dans l'état de sa vue.

Un jeune médecin, que le malade ne nous a pas nommé, et qui étudie fréquemment ses yeux, partage entièrement notre avis.

Du 13 au 20 mai, M. Garella ne se plaint que de l'œil droit ; en effet, les mouvemens de l'iris sont peu marqués ; la pupille est très-étroite, mais elle a repris sa transparence primitive.

Le 22, M. Garella me remercie de mes soins ; je lui prescris le régime et les moyens médicamenteux que je crois utiles pour guérir son amblyopie, et il part pour Marseille, où il va reprendre ses utiles travaux.

Le 15 septembre, M. Durand, banquier, me remit une lettre ouverte, à lui adressée par son oncle, qui habite Marseille, et qui voudrait se confier à mes soins, s'il avait la certitude que mon traitement lui fût aussi favorable qu'à M. Garella, « *auquel vous avez, dit-il, guéri deux cataractes.* »

LXVIe Observation.

—

Le 7 mars 1834, M. le docteur Bocquet présente à mon observation Isidore Toussaint, rue de Grenelle Saint-Honoré, n. 14, âgé de 11 ans, bonne constitution. Cet enfant est porteur d'une cataracte morgagnienne accidentelle, survenue à la suite d'une ophthalmie des plus intenses, causée par la piqûre d'une épingle, à laquelle son frère avait donné la forme d'une flèche, et qu'il lança au moyen d'un arc. Cette flèche s'implanta à la partie latérale externe de la pupille au point de réunion des deux cornées. Le docteur Bocquet arracha lui-même l'épingle, et, malgré tous les moyens qu'il employa pour s'opposer au développement de l'inflammation, il ne put y réussir. Combattue avec les antiphlogistiques, l'ophthalmie céda au bout de quelques semaines; mais une phlegmasie lente et chronique eut pour résultat la cataracte qui fait le sujet de cette observation.

Voici l'état actuel de la cataracte et celui de la vue de cet enfant : un réseau de matière albumineuse masque la totalité de la pupille gauche; cette matière blanchâtre offre deux petites surfaces azurées, l'une à la partie supérieure et l'autre à la partie la plus déclive de la lentille. Quand on élève la paupière après l'avoir abaissée, on remarque un mouvement ondulatoire dans la matière cataractante.

Le malade voit ma main et compte mes doigts séparés; il ne peut connaître les cartes, quoiqu'il juge bien leurs couleurs.

Le 12 mars, le jeune malade reconnaît toutes les cartes avec la plus grande facilité. Je crois que la matière est plus divisée et que la couleur n'est plus la même, ce qui se rapporte à l'observation de notre confrère M. Bocquet.

Le 16, le père du malade affirme qu'il a bien reconnu une pièce de deux francs.

Le 19, en présence de plusieurs personnes, le malade nomme sans hésitation toutes les pièces de monnaie que je lui présente.

Le 20, il lit le titre et la seconde ligne du *Constitutionnel*.

Le 23, il lit rapidement le titre de la *Gazette Médicale de Paris*.

Le 24, il me dit que le docteur Bocquet a remarqué la diminution de l'opacité.

Le 25 mars, en présence de son père le jeune malade a lu sans hésitation la première et la seconde ligne du titre du *Constitutionnel,* ainsi que l'annonce de la *Bibliothèque des Voyages* à 2 fr. 50 c. le volume.

Le 29 mars, en présence de madame sa mère, il a lu couramment l'intitulé du *Nouvelliste médical, gazette de tous les journaux de médecine et des sciences accessoires, paraissant tous les samedis.* Il a encore lu la première ligne placée au-dessus du titre : *samedi* 23 *mars* 1833.

Pendant la première quinzaine d'avril, l'opacité de l'humeur de Morgagni reste stationnaire, et la vision ne s'améliore pas.

Même résultat pendant les derniers jours du mois précité.

Désespérant de rendre l'intégrité de ce sens au jeune malade, je lui donne congé, et je n'enregistre cette observation que pour appuyer ma théorie sur les causes productrices de la *cataracte, l'inflammation.*

LXVIIe Observation. — M. GUY, *négociant, rue Bourg-l'Abbé, n.* 5.

(Deux cataractes capsulo-lenticulaires constatées par MM. les professeurs Marjolin, Roux et Botzon, médecin ordinaire du malade.)

—

Le malade, âgé de 57 ans, constitution sanguine, se présente à mon observation le 18 mars 1834, porteur de deux cataractes lenticulaires qui ont résisté aux saignées générales et locales, aux purgatifs et autres moyens révulsifs employés pendant trois mois sous la direction du docteur Botzon.

Le malade éprouve des hallucinations permanentes ; il dit qu'il existe une multitude de petites mouches noires et mobiles placées entre ses yeux et les objets qu'il observe, et que ces phénomènes insolites augmentent graduellement. Les pupilles offrent un ton grisâtre avec des stries de matière albumineuse inégalement placées.

M. Guy nous fut adressé par M. Marjolin le 15 mars, et il se mit en traitement le 18 du même mois.

État de la vue : le malade se conduit avec hésitation ; il voit les cartes, et les gros caractères imprimés, comme le titre d'un journal ; il lui est impossible de lire la seconde ligne du titre du *Constitutionnel*.

Le 28, M. Guy assure que les insectes qu'il avait devant les yeux sont moins gros et moins noirs. Il croit que sa vue est plus nette.

Le 29, M. Guy lit en ma présence un imprimé qu'il avait reçu sur le boulevard ; il dit que, depuis hier, il peut lire les lettres qui lui sont adressées, et qu'il additionne les chiffres qu'il ne pouvait reconnaître avant de se confier à mes soins.

Le 30, M. Guy vient à la visite avec madame Guy. Ils affirment tous deux que ce matin M. Guy a lu plusieurs articles dans le *Constitutionnel*.

Madame Guy observe l'état actuel des pupilles, elle acquiert la conviction de la diminution des cataractes.

Le 31, M. Guy a fait une visite à M. le docteur Botzon. Ce médecin a reconnu à l'instant la diminution de l'opacité.

Le 3 avril, en présence de M. le vicomte de Canillac, M. Guy a lu rapidement une colonne du *Nouvelliste médical;* il dit qu'il peut lire les enseignes d'un côté du boulevard à l'autre.

Le 6, madame Guy examina l'état des pupilles avec la loupe dont elle s'était déjà servie deux fois; cette dame nous dit qu'elle voyait nettement son image dans la pupille droite, et qu'elle la voyait aussi, mais confusément, dans la gauche; ce qui signifie, en d'autres termes, que l'opacité de la pupille droite a suivi une marche décroissante beaucoup plus active que celle de l'œil gauche. Le malade nous dit que de petites raies grisâtres avaient remplacé les mouches noires qu'il avait sans cesse devant les yeux.

Le 22, le docteur Botzon a étudié l'état actuel des cataractes de notre malade, et il lui a déclaré qu'elles avaient considérablement diminué depuis le 31 mars.

Du 23 au 30 avril, M. Guy ne nous indique aucun changement important dans l'état de sa vue.

Le 14 mai, M. le docteur Botzon étudie pour la troisième fois l'état des cataractes; il déclare que l'œil droit ne présente aucune trace de cette maladie, et que l'œil gauche ne présente qu'une strie ou filament albumineux extrêmement léger. Voilà donc encore un confrère qui prend la peine d'observer, et qui se rend à l'évidence.

Du 15 au 31 mai, le malade n'indique aucun changement important dans la manière dont il perçoit les objets.

Le 18 juin, le malade fait examiner ses yeux par M. le professeur Marjolin. Ce médecin ne se rappelle que très-imparfaitement la situation des cristallins quand il nous envoya ce malade; il lui demanda à plusieurs reprises si mon traitement lui avait été utile. M. Guy lui indiqua en substance l'amélioration obtenue. Il est nécessaire, pour être vrai, de dire que M. Marjolin trouva encore de l'opacité dans les pupilles.

Du 19 au 30 juin, M. Guy est assez content de son état; mais je remarque avec peine que l'iris est toujours resserré et les pupilles extrêmement étroites. Convaincu d'une complication, j'adressai le malade au docteur Gondret; mais la crainte de la douleur et le peu de certitude de guérison l'empêchèrent d'essayer le traitement révulsif.

Le 10 août, le fils de M. Guy, avec ses yeux de 17 ans et une bonne loupe, examina les cataractes. Ce jeune homme ne trouva qu'une strie albumineuse qu'il compara à un brin de soie blanche placé à la partie supérieure de l'œil gauche.

Le premier septembre, M. Guy cesse le traitement.

Le 10 décembre, le malade me fit une visite pour me prier de lui donner encore un conseil: « Car, dit-il, j'ai suivi pendant quelque temps le traitement d'un oculiste allemand, qui m'avait promis une vue de lynx; mais, au lieu de s'améliorer, elle paraissait diminuer, et je cessai le traitement. Du reste, ce médecin pense que mes cristallins sont encore opaques, tandis que mon fils ne peut plus rien y découvrir. »

L'avis de l'Aristarque des oculistes français me mit dans le cas d'étudier avec le plus grand soin les yeux de ce malade, et, malgré une loupe qui sextuple la grosseur des corps sur lesquels on la place, je fus dans l'impossibilité de découvrir la plus légère trace des cataractes.

Le 11 janvier, M. Guy me fit une visite ; j'étudiai encore l'état des pupilles, et je ne trouvai point d'opacité. Pour savoir si ma vue, aidée d'une excellente loupe, ne me trompait pas, j'examinai comparativement les cristallins de madame Guy, qui était dans mon cabinet, et je restai convaincu que les cristallins de cette dame (qui, du reste, a une excellente vue) étaient beaucoup moins clairs et moins limpides que ceux de son mari.

L'opacité et la transparence d'un corps quelconque étant facile à établir par tout individu doué d'une bonne vue, je priai le malade de consulter plusieurs personnes, soit médecins ou profanes, et de les engager à étudier comparativement, comme je venais de le faire, afin de décider la question entre moi et M. S.....

De cette longue observation, il résulte que mon traitement a détruit les cataractes de M. Guy, dont la vision reste seulement affectée par des causes entièrement étrangères à *l'opacité des cristallins*.

LXVIIIe Observation. — M. de CLOZEL, *propriétaire à Dracy, près Auxerre.*

(Cataracte complète de l'œil droit ; cataracte commençante à l'œil gauche ; guérison de cette dernière.)

—

Le malade, âgé de 76 ans, constitution sanguine, se présente à notre visite, le 24 mars 1834, accompagné de M. le docteur Fournier, ex-médecin de la maison de Charles X.

M. Fournier a diagnostiqué l'existence de la cataracte gauche, qui occupe la presque totalité de la lentille. La matière cataractante est albumineuse, inégalement disposée. La pupille droite, entièrement opaque, n'offre aucune chance de succès à ma méthode. Le malade se conduit avec la plus grande timidité : il lit quelques lignes du texte d'un journal, mais la lumière vive l'incommode beaucoup.

Le 2 avril, madame de Clozel reconnaît la diminution de l'opacité de la pupille gauche.

Le 6, M. de Clozel a lu plusieurs paragraphes de mon mémoire ; il a lu avec une égale facilité plusieurs articles dans *le Temps*, et surtout le bulletin du commerce de la même feuille.

Le 8 avril, M. le docteur Fournier étudie avec la plus minutieuse attention l'état des pupilles : il reconnaît la diminution d'opacité de la lentille gauche, et dit que la partie supérieure du cristallin est libre, et que la matière existante à la partie la plus déclive de ce tissu a perdu sa couleur albumineuse; enfin M. le docteur Fournier reste entièrement convaincu de l'action de mon traitement sur la matière cataractante.

Le 20, M. le docteur Fournier affirme que toutes les stries albumineuses sont résorbées; mais il voit encore une légère teinte grisâtre occupant une partie de la lentille. Cet honorable confrère me déclare être heureux d'avoir trouvé l'occasion de constater la puissance d'une méthode contre laquelle plusieurs médecins et lui-même s'étaient élevés par opinions préconçues.

Le 9 mai, M. le docteur Fournier place le malade dans la position qu'il lui avait fait prendre dans ses précédentes visites, et examine les pupilles avec les mêmes loupes. Après un long et sérieux examen, il dit à M. de Clozel, mais sur le ton de la plaisanterie : « Je suis fâché, mon cher cousin, d'être forcé » de vous complimenter; mais il faut qu'un médecin de bonne » foi rende justice à la vérité, et je remplis ce devoir en affir» mant sur l'honneur que votre cataracte a diminué des sept » huitièmes. Je crois, ajoute M. Fournier, que je suis destiné » à constater les résultats des nouvelles méthodes, car dans » ce moment je suis à expérimenter, sur une de mes clientes, » les effets d'une machine très-ingénieuse et qui paraît devoir » rendre de grands services à la médecine, en soutirant une » partie du fluide électrique qui cause le dérangement du » système nerveux. »

Alors, pour prouver au docteur Fournier l'amélioration de la vue de son parent, je présente au malade *le Nouvelliste médical;* et, sans lunettes, il lit les conditions de l'abonnement de cette feuille, imprimée en très-petits caractères.

Au reste, madame de Clozel m'a dit à plusieurs reprises que son mari voyait beaucoup mieux depuis quelques jours, qu'elle avait acquis cette certitude en comparant les points d'une broderie qui depuis bien long-temps sert d'occupation au malade.

Du 10 au 21 mai, la cataracte gauche suit une marche décroissante très-appréciable.

La droite présente une raie azurée qui part de la partie latérale externe de la pupille et se termine au centre. Cette résorption partielle de matière cataractante explique le peu de moyens visuels que cet œil a récupérés, puisque le malade affirme voir ses doigts et la couleur de sa main.

Le 23, M. de Clozel cesse le traitement; il me dit qu'il va s'empresser de guérir le scepticisme des médecins de son pays, car ils s'obstinent encore et veulent persuader à sa famille et à lui-même que l'amélioration de sa vue n'est due qu'à la dilatation de l'iris sous l'influence de l'extrait de belladone. Selon ces messieurs, le docteur Fournier juge mal, il ne voit pas si l'iris conserve l'intégrité de ses mouvemens, il ne connaît pas la grandeur des pupilles, etc., etc. On conviendra que ces médecins ont une bien mauvaise opinion des connaissances de leurs confrères de Paris.

LXIXe OBSERVATION. — M. DE LA HOUSSAYE, *ex-commandeur de l'Ordre de Malte.*

(Deux cataractes capsulo-lenticulaires très-avancées; grande amélioration de la vue.)

—

Le malade, âgé de 78 ans, constitution sanguine, se présente à notre visite, le 3 avril 1834, avec une cataracte complète à l'œil droit. La vision de cet œil est nulle. L'opacité de l'œil gauche est un peu moins intense. Le malade reconnaît les cartes en les plaçant à quatre pouces de cet œil, mais il est nécessaire qu'il tourne le dos à la lumière.

La pupille droite est gris cendré uni; la gauche présente à son pourtour quelques points azurés. M. de La Houssaye ne peut marcher sans guide; il ne peut voir et reconnaître que le P du mot *planche*, imprimé en capitales de 18 lignes de hauteur.

Le 8, le malade lit rapidement le mot *planche*, duquel il n'avait connu que le P lors de sa première visite.

Le 9, le malade a nommé quatorze lettres composant le mot *à l'iconographie*, imprimé en capitales de 8 lignes de hauteur.

Le 10, le malade voit ses ongles, que depuis près de dix mois il ne pouvait distinguer.

Le 12, le malade nomme toutes les cartes ayant l'œil gauche fermé; il dit que son horizon s'éloigne, et qu'il distingue beaucoup d'objets qu'il ne voyait pas avant le traitement.

Le 19, le malade dit avoir distingué un balcon placé en face de son logement, ainsi que les dessins d'une tapisserie dont il n'avait encore vu que le fond.

Le 21, le malade a lu sans hésitation le mot *supplément* imprimé en capitales de 5 lignes de hauteur.

Le 24, le malade a écrit une lettre à madame sa sœur, ce qu'il était dans l'impossibilité de faire depuis huit mois.

Du 25 au 30, le malade est content du service que lui rendent ses yeux; il dit que depuis quelques jours il peut se conduire sans secours étranger.

Durant le mois de mai la résorption des cataractes s'opère lentement; la vue s'améliore de même; le malade ne nous indique aucun changement notable; il dit qu'il est content de son état actuel, et qu'il espère l'améliorer encore.

Du 1er au 12 juin, la vue s'améliore progressivement; le malade peut écrire d'une manière satisfaisante.

Le 14, après 72 jours de traitement M. de la Houssaye me remercie de mes soins dans les termes les plus obligeans, et retourne dans sa patrie avec une vue sinon parfaite, du moins suffisante pour les besoins ordinaires de la vie.

LXXe Observation. — M. le général Matthieu DUMAS, *pair de France*, *etc.*, *etc.*

(Deux cataractes capsulo-lenticulaires très-avancées.)

—

Le malade, âgé de 82 ans, constitution nerveuse, présente à mon observation deux cataractes capsulo-lenticulaires très-avancées.

La matière cataractante, inégalement placée, paraît beaucoup moins épaisse au pourtour qu'au centre des lentilles. La couleur des pupilles est gris-brun luisant, quelques points azurés à la circonférence.

La vision de l'œil droit est nulle ; l'œil gauche distingue les gros objets ; il voit les cartes ; mais il confond les cœurs avec les carreaux. M. le général Dumas ne peut nommer une lettre de l'intitulé des *Ruines de Pompeï*, imprimé en capitales de deux pouces de hauteur.

C'est dans cet état que nous commençons le traitement, après avoir prévenu le malade que, si, dans quinze ou vingt jours, nous n'obtenions aucune amélioration, ses cataractes seraient du domaine de la chirurgie.

Le 7 avril, je prescris l'application de six grains d'extrait aqueux de belladone sur les parties ambiantes et protectrices des yeux, pour m'assurer de l'action de ce médicament sur la membrane iris.

Le 10, à huit heures du matin, les pupilles sont larges; je vois les cristallins dans toute leur étendue; ils sont dans la situation susindiquée, c'est-à-dire que l'opacité est moindre au pourtour, et que la disposition de la matière est telle que nous l'avions décrite le 4 avril. L'amélioration que M. le général éprouva dans la vision n'étant due qu'à l'action de la belladone, nous n'en tiendrons compte que pour indiquer d'une manière positive que les cataractes ne sont point compliquées d'amaurose, et que M. le général doit compter sur le succès de l'opération si ses cataractes ne cèdent pas à ma méthode.

Le 11 avril, l'iris ayant repris sa situation primitive, M. le général Dumas nomme toutes les cartes que je lui présente; il lit rapidement le mot *planche* imprimé en capitales de dix-huit lignes, et nomme quatorze lettres composant le mot à l'*iconographie* imprimé en capitales moitié plus petites que celles du premier mot.

Le 2, nous faisons les mêmes expériences, et nous obtenons le même résultat.

Le 13, M. le général lit l'intitulé des *Ruines de Pompeï*; on se rappelle que le 4 du même mois il fut dans l'impossibilité de nommer une lettre de ce titre. Nous croyons que les pupilles réfléchissent un peu mieux que les jours précédens.

Le 19, en présence du docteur Montalegre, son médecin ordinaire, le général a nommé toutes les cartes que nous lui avons présentées ; il a encore lu le mot *planche* avec assez de facilité.

Le 22, M. le général a lu l'intitulé d'un journal anglais imprimé en capitales de sept ou huit lignes de hauteur.

Le 24, M. le général dit avoir beaucoup mieux distingué les objets placés en face du fauteuil qu'il occupe en présidant le conseil d'état.

Du 25 au 30, aucun changement notable dans l'acte de la vision; les pupilles réfléchissent plus nettement mon image, ce qui indique la diminution de l'opacité ; mais, la diminution du phénomène objectif ne produisant qu'une très-légère augmentation du phénomène subjectif, nous cessâmes le traitement, en laissant à M. le général l'espérance que l'opération chirurgicale lui rendrait l'usage de la vue. Mais un homme aussi profondément instruit n'accepta qu'avec défiance l'espoir que je lui donnais, et il m'assura qu'il ne tenterait cette dernière ressource de l'art que lorsqu'il serait entièrement dans les ténèbres.

LXXIe Observation. — M. DELZEUZES, *docteur-médecin à Rouen.*

(Deux cataractes lenticulaires très-avancées ; amélioration de la vue.)

Le malade, âgé de 76 ans, constitution nerveuse et sanguine, se présente à la visite le 6 avril 1834, porteur de deux cataractes lenticulaires très-avancées ; les pupilles sont larges ; la partie centrale de la lentille est très-opaque ; le pourtour de ce tissu présente encore quelques parties transparentes qui donnent passage aux rayons lumineux et laissent au malade la faculté de voir les gros objets, de connaître les cartes et de lire quelques mots imprimés en grosses capitales.

M. le docteur Delzeuzes s'est soumis, pendant 18 mois, à la méthode de M. Gondret ; il a employé le galvanisme et l'électricité sans arrêter les progrès de ses cataractes.

Pour être vrai, nous devons dire que la cécité de l'œil droit était complète avant l'emploi des moyens sus-indiqués, et que sous leur influence cet œil a recouvré une partie de ses moyens, c'est-à-dire qu'il voit à peu près comme son congénère, quoique la cataracte paraisse mieux formée. Ce retour de la vision dans un organe frappé de cécité démontre la puissance des moyens mis en usage, non pas contre la cataracte, puisqu'elle a toujours augmenté, mais contre l'amaurose ou paralysie du nerf optique.

Nous devons noter que la grandeur remarquable des pupilles est due à l'action de la belladone, que notre confrère emploie pour augmenter ses moyens visuels.

Le 10, le docteur Delzeuzes indique une modification favorable dans l'acte de la vision, puisqu'il distingue certains objets qu'il ne pouvait apercevoir les jours précédens.

Le 18, le docteur Delzeuzes éprouve des vertiges, de la gêne dans les mouvemens respiratoires, des crampes légères dans les membres thoraciques.

L'aspect de la face, qui est vultueuse, le défaut d'équilibre quand le malade veut se tenir debout, enfin la résistance de l'artère radiale sous la pression des doigts cherchant à l'explorer, ne laissent aucun doute sur la pléthore sanguine et nous font redouter une encéphalite des plus intenses. Nous pratiquons tout de suite une large saignée au bras droit, qui est suivie de la disparition de tous les phénomènes sus-mentionnés.

Le 19, notre confrère nous dit avoir passé une nuit excellente; il affirme que, depuis plus de deux ans, il ne s'était trouvé dans un état de santé plus satisfaisant.

Le 23, le malade a fait une longue promenade sans avoir besoin de guide.

Le 24, il est content de sa santé, qu'il dit être excellente; il déclare que sa vue le sert beaucoup mieux que lorsqu'il se confia à nos soins.

Le 30, le docteur Delzeuzes a lu plusieurs paragraphes imprimés en caractères de deux lignes de hauteur ; il dit qu'il se conduit librement et qu'il distingue les obtacles à cinq ou six pas de distance.

Pendant le mois de mai, le docteur Delzeuzes est content de l'état de sa vue : il se conduit mieux au soleil qu'à l'ombre ; il distingue une multitude de petits objets qu'il était dans l'impossibilité de voir avant le traitement ; il écrit d'une manière plus nette et plus correcte, mais il ne peut lire que les petites capitales, et il est probable qu'il restera dans cet état.

Pendant le mois de juin, notre confrère a visité tous les monumens de Paris et les galeries de tableaux ; il dit avoir vu avec le plus grand plaisir le *Panorama* le *Diorama*, les décorations de la salle de l'Opéra, les costumes et le jeu des acteurs des *Français*, de l'Opéra, etc., etc.

Le 7 juillet, le docteur Delzeuzes me remercie de mes soins ; il m'embrasse comme un vieil ami duquel on se sépare ; ce médecin part entièrement satisfait, et cependant il ne peut lire que les gros caractères.

Si M. Delzeuzes était moins instruit, il serait sans doute beaucoup plus exigeant ; mais il connaît les résultats probables des opérations chirurgicales, et il témoigne énergiquement sa gratitude à celui qui lui a rendu assez de vue pour vaquer aux besoins ordinaires de la vie.

Extrait de la lettre du docteur Delzeuzes.

Rouen, le 16 juillet 1834.

Mon cher et bon confrère,

Je crains bien que vous n'ayez déjà porté sur mon compte un jugement défavorable, sinon d'ingratitude, parce que cela n'est pas possible, au moins d'un peu de négligence. En effet, j'avais promis de vous donner de mes nouvelles aussitôt mon arrivée. Mon retour a été comme celui de l'enfant prodigue, chacun a voulu me voir; amis et ennemis, ceux même qui n'auraient pas été fâchés de me revoir aveugle, tous voulaient s'assurer si véritablement j'étais guéri. Mes yeux, clairs et limpides, offraient un vrai miroir à tous ceux qui les regardaient; et chacun de s'écrier: Miracle! C'était un concours unanime de louanges et de bénédictions: aussi vous-a-ton déclaré un des grands bienfaiteurs de l'humanité. Jugez, mon cher confrère, si je suis resté en arrière de tous ces éloges: j'ai fait ressortir tous vos brillans succès: aussi tous ces admirateurs de votre immortelle découverte saisiront-ils l'occasion de vous témoigner leur reconnaissance et leur admiration.

Quant à moi, mon cher confrère, le souvenir de ce que je vous dois sera toujours gravé dans ma mémoire, et il y resterait encore quand ma vue *s'éteindrait avant mon dernier jour.*

DELZEUZES, D.-M.

LXXIIe Observation. — Jeanne ROUSSELOT.

(Deux cataractes inégales; guérison.)

La malade, âgée de 47 ans, constitution nerveuse, se présente à la visite, le 12 avril 1834, dans l'état sous-indiqué.

Cataracte capsulo-lenticulaire à l'œil droit, cataracte lenticulaire à l'œil gauche, constatées par MM. Lafond, professeur d'anatomie, chirurgien en chef de l'hôpital de Nantes, et Lamoureux, docteur médecin, qui nous adresse la malade en nous priant de lui donner nos conseils et nos soins.

Dans une lettre datée du 7 avril, qui nous a été remise par la malade le 12 du même mois, le docteur Lamoureux nous informe que cette femme a été heureusement traitée par lui d'une amaurose commençante à l'œil droit, et que l'iris avait repris ses mouvemens de dilatation et de resserrement, ce qui est on ne peut plus exact.

Jeanne Rousselot nous dit que sa vue baisse tous les jours, et qu'elle a devant l'œil droit une multitude de petites mouches noires.

L'œil droit voit les gros objets, il juge les couleurs et distingue les cartes; aidé de lunettes, l'œil droit conserve la faculté de lire pendant quelques minutes.

La pupille droite est gris-marbré, la gauche est gris-cendré uni.

Le 16 avril, la malade croit que les mouches placées entre son œil droit et les objets qu'elle regarde sont plus nombreuses, mais qu'elles sont moins grosses et moins noires. Les pupilles paraissent un peu moins opaques.

Le 24, la malade dit que ses yeux supportent mieux la lumière.

Du 25 au 30, aucune modification notable dans l'état de la vue.

Du 1er au 15 mai, la malade est assez contente de sa vue : elle dit que les hallucinations diminuent de volume, qu'elles changent de couleur, et que ses yeux supportent beaucoup mieux l'action d'une vive lumière.

L'état physique des pupilles est on ne peut plus satisfaisant. Je ne puis rien y voir d'anormal ; cependant je continue le traitement pour détruire autant que possible les phénomènes subjectifs.

Pendant le mois de juin, la malade croit que les points noirs qu'elle voit devant son œil droit diminuent de nombre et de grosseur ; elle peut lire de cet œil en se servant des mêmes lunettes avec lesquelles il lui était impossible de nommer une lettre quand elle vint réclamer mes soins. Du reste, les pupilles ont une transparence parfaite.

Le 2 juillet, Jeanne Rousselot me fait ses adieux. Elle regrette, dit-elle, de ne pouvoir faire que des vœux pour le médecin qui lui a rendu la vue.

LXXIIIe Observation. — M. JOSSE DE BAUVOIR, *ancien député, ex-référendaire à la cour des comptes, etc., etc.*

(Deux cataractes capsulo-lenticulaires commençantes ; guérison.)

—

Le malade, âgé de 62 ans, blond, bonne constitution, se présente, à notre visite du 14 avril, porteur de deux cataractes lenticulaires constatées par M. le professeur Marjolin.

Voici le rapport que me fait le malade : « Il y a environ » dix-huit ou vingt mois que ma vue diminue progressivement, » et que mon horizon se rapproche, surtout quand le soleil » est vif ; tous les objets que je regarde sont enveloppés d'une » gaze légère, et je vois entre mes yeux et les corps que j'ob- » serve trois ou quatre points qui augmentent rapidement de » volume, et qui ont assez de ressemblance avec les larmes » que l'on place sur un drap mortuaire, moins la couleur, » qui est *brun foncé*. Je vois aussi, mais de l'œil gauche » seulement, une sorte de chaîne, longue de deux pouces, » terminée par une larme semblable à celles déjà indi- » quées. Ces aberrations mobiles suivent les mouvemens » de mes yeux, et ne disparaissent entièrement qu'à une » lumière crépusculeuse. Avant de me confier à vos soins, » et pour me rendre aux vœux de ma famille, j'ai consulté

» M. le professeur *Marjolin*, qui a reconnu l'existence de » deux cataractes, pour lesquelles il m'a prescrit un séton à la » nuque, un collyre avec l'extrait aqueux de Belladone, le » repos des organes malades et un régime adoucissant. Ce » savant professeur ne m'a pas dit que les moyens qu'il m'in- » diquait fussent de nature à arrêter le développement de mes » cataractes ; aussi ne m'en servirai-je pas, puisque mon ami » le chevalier de Latour, guéri par vous d'une cataracte très- » ancienne, m'avait depuis long-temps engagé à me soumettre » à votre traitement, et que, encore un coup, je n'ai pris l'a- » vis d'un autre médecin que pour déférer aux conseils de ma » famille. »

En observant les pupilles, je reconnus tout de suite l'opacité des lentilles plus prononcée au centre qu'au pourtour de ces tissus; je remarquai, en outre, trois points couleur d'albumine, que je crus occuper la partie postérieure de la capsule cristalline de l'un et de l'autre œil. C'est la première fois, depuis que j'observe des cataractes, que les signes subjectifs sont en rapport avec les signes objectifs. M. de *Bauvoir* lit passablement les caractères imprimés, mais il les distingue beaucoup mieux quand il les observe du côté opposé à la fenêtre qui éclaire l'appartement. Ce phénomène est encore expliqué par l'opacité des cristallins plus marquée au centre qu'au pourtour.

Le 30 avril, M. Josse de Bauvoir croit que son horizon est plus éloigné, et que tous les objets qu'il observe sont moins enveloppés de nuages.

Du 1er au 5 mai le malade est content de la situation de sa vue, qu'il dit s'améliorer de jour en jour.

Le 6, M. de Bauvoir interrompt son traitement pour se rendre à Vendôme près de M. son frère, gravement malade

Le 25 juin, M. Josse de Bauvoir reprend le traitement de ses cataractes. La terminaison funeste de la maladie de son frère lui a causé des chagrins et des peines qui ont réagi sur ses facultés visuelles, et il voit moins bien que lorsqu'il interrompit son traitement.

Le 7 juillet, le malade établit son domicile à Sceaux; il dit avoir le plus grand besoin de respirer l'air de la campagne et de vivre avec des amis. Au surplus, me dit-il, puisque vous me recommandez l'exercice, je remplirai exactement cette partie de votre ordonnance en faisant tous les jours six lieues en voiture et plusieurs heures de promenade à pied.

Du 8 au 15, le malade ne m'indique aucun changement notable dans sa vue.

Le 20, M. de Bauvoir affirme que les objets lui semblent, à peu de chose près, dans leur état naturel, et que son horizon est beaucoup plus éloigné. Il ne me rend compte de ce résultat qu'après de nombreuses expériences qui ne laissent aucun doute sur leur exactitude et leur permanence.

Du 21 au 30 juillet, M. de Bauvoir est content de sa vue. Je ne retrouve aucune trace d'opacité dans les capsules ni dans les cristallins; et, le 6 du mois d'août, il me remercie de mes soins et cesse le traitement.

LXXIVe Observation.

(Cataracte lenticulaire très-avancée à l'œil droit ; guérison : cataracte secondaire à l'œil gauche ; guérison.)

La nommée Fagot, âgée de 65 ans, constitution sanguine et nerveuse, demeurant rue des Amandiers, n° 12, se présente à ma visite du 21 avril 1834, porteuse d'une cataracte secondaire à l'œil gauche, et d'une cataracte lenticulaire très-avancée à l'œil droit.

Il y a environ deux ans que M. le docteur Lisfranc visita cette malheureuse, et qu'il lui délivra le certificat que je transcris ci-après :

« Je, soussigné, chirurgien en chef de l'hôpital de la Pitié, » certifie que la nommée Fagot Marie-Magdeleine, âgée de 63 » ans, demeurant rue des Amandiers, faubourg Saint-Ger- » main, n. 12, a été opérée avec insuccès d'une cataracte à » l'œil gauche, et que l'œil droit de cette malade est affecté » d'une amaurose incomplète.

» Le 29 novembre 1832.

» Lisfranc. »

Il est probable que la vision de l'œil droit de la femme Fagot était presque nulle à cette époque, puisque M. Lisfranc pensa que l'amaurose incomplète pouvait seule expliquer la faiblesse de cet organe.

Dans l'état actuel l'iris est peu mobile, il est vrai, mais l'opacité de la lentille peut bien expliquer le manque de vision : c'est pourquoi nous nous empressons de soumettre cette femme à notre méthode contre la cataracte, avec l'espoir quelle lui sera favorable.

La pupille gauche est large à une lumière crépusculeuse; elle l'est moins quand on présente l'œil à une lumière vive; on voit les mouvemens ondulatoires de l'humeur aqueuse quand on fait passer cet organe de l'obscurité à une vive lumière : toutes les humeurs ont une couleur d'albumine.

La femme Fagot se conduit avec peine; elle éprouve de grandes difficultés pour voir les cartes, qu'elle distingue cependant quand on les lui présente du côté opposé à la fenêtre qui éclaire l'appartement.

Le 30, Fagot croit que sa vue s'est améliorée; elle dit qu'elle voit mieux les gros objets, et quelle supporte sans douleur l'action de la lumière.

Le 15 mai, la femme Fagot est contente du service que lui rendent ses yeux, mais elle voit mieux de l'œil opéré que de l'autre.

Le 25, Fagot peut lire les petites capitales; mais l'œil opéré est encore celui duquel elle est le plus contente.

Du 25 au 30, la malade est contente de sa vue, qui lui permet de se livrer à ses occupations ordinaires avec toute la facilité désirable.

Le 20 juin, la pupille gauche a repris sa transparence

normale ; l'humeur aqueuse est claire et limpide, l'iris se dilate et se contracte comme dans un œil sain.

L'opacité de l'œil droit est beaucoup moins apparente, et les mouvemens de l'iris sont beaucoup plus marqués.

Du 21 au 30, la malade est contente de l'état de sa vue.

Le 18 juin, la pupille gauche me paraît être dans la situation la plus heureuse.

La cataracte de l'œil droit est peu apparente ; il me semble que le cristallin est à peu près dans son état naturel, la vue de cette femme est aussi bonne, et je puis dire bien meilleure quelle ne l'était il y a six ou sept ans.

Le 1er juillet, je cesse un traitement désormais inutile, puisque les cataractes n'existent plus, et que la malade voit beaucoup mieux quelle avait droit de l'espérer après une opération infructueuse et une paralysie incomplète dans l'œil droit.

Il m'est agréable d'avoir été utile à cette malheureuse, parce qu'elle m'exprime avec l'accent de la plus vive reconnaissance tout ce qu'elle doit à mon traitement, et qu'elle emploie ses moyens visuels à un travail nécessaire à son existence.

LXXVe Observation. — Mme la marquise DESMONSTIER DE MÉRINVILLE, *rue de Grenelle St-Honoré, n.* 100.

(Deux cataractes lenticulaires inégales ; guérison.)

—

La malade, âgée de 64 ans, constitution appauvrie par les saignées locales et le régime laiteux, se présenta à notre visite, le 23 avril, avec deux cataractes lenticulaires, constatées par M. le docteur Double, son médecin.

La malade conserve la faculté de lire avec l'œil gauche ; le droit voit les grosses capitales. Les pupilles sont couleur gris-perlé; l'iris conserve l'intégrité de ses mouvemens.

Depuis long-temps, madame Desmóustier ne retire aucun service d'une lunette monocle, avec laquelle il lui était facile de lire les caractères les plus fins avant le développement de la cataracte à l'œil droit.

Le 28, madame la marquise assure qu'elle peut se servir de sa lunette. Cette épreuve indique mieux que tous les raisonnemens la diminution de la cataracte.

Le 30 mai, madame de Mérinville lit avec son œil droit plusieurs paragraphes imprimés en caractères de deux lignes de hauteur.

Le 9 mai, madame de Mérinville lit avec son œil droit plusieurs paragraphes de mon Mémoire sur la cataracte, imprimé en caractère *cicéro*.

Le 11, madame de Mérinville dit que son œil droit perçoit un point grisâtre interposé entre lui et l'objet qu'il observe. Ce phénomène anormal avait cessé depuis quatre mois, époque où l'opacité de la lentille était très-avancée : le retour de l'hallucination indique d'une manière positive la résorption de la matière cataractante, puisque la vision de cet œil se trouve actuellement à peu près comme elle était il y a quatre mois.

Le 15, madame de Mérinville assure distinguer les lettres à travers le point grisâtre décrit dans le paragraphe précédent.

Les 16, 17, 18, 19, 20 et 21, madame de Mérinville ne vient pas à la visite.

Le 22 juin, madame de Mérinville revient à la visite.

Le 25, la malade dit avoir lu cinq ou six lignes du texte d'un livre avec son œil droit seulement.

Le 26, elle est moins satisfaite de l'état de sa vue.

Du 26 juin au 26 juillet, madame de Mérinville nous dit chaque jour que la vue de son œil gauche ne laisse que peu de chose à désirer. La vision de l'œil droit est toujours très-imparfaite, malgré la grande diminution de la cataracte.

Du 27 juillet au 11 août, la malade est satisfaite de la vue de son œil gauche.

Du 11 au 17 août, suspension du traitement, causé par une très-légère indisposition.

Le 18, madame la marquise revient à la visite : elle est, sous le rapport de la vue, dans l'état le plus satisfaisant ; elle dit avoir reçu une lettre de Nantes, qui lui annonce, entre autres choses, que les malades que j'ai guéris de la cataracte *sont tous contens de leur situation.*

Le 30, madame la marquise, satisfaite de l'état de sa vue, me remercie de mes soins. Cette dame va passer à la campagne le reste de la belle saison.

Le 23 février, je reçois le billet ci-dessous, qui indique la permanence de l'état de madame Desmonstier.

« Madame la marquise Desmonstier demande à M. de Lattier de Laroche la permission de recommander à ses bontés le nommé Faillis, qui doit se présenter chez lui un de ces jours, pour le consulter sur sa vue. La femme de ce malade est attachée à une amie intime de madame Desmonstier, qui l'a priée de le recommander au docteur dont les *soins lui ont été si utiles*. Elle le prie de recevoir mille complimens bien sincères.

» Paris, le 23 février 1835. »

LXXVIe Observation. — M. MACÉ, *curé à Nantes.*

(Deux cataractes lenticulaires inégales; grande amélioration de la vue.)

—

Le malade, âgé de 56 ans, constitution sanguine, se présente à la visite, le 26 avril 1834, avec une cataracte complète à l'œil droit, et une cataracte commençante à l'œil gauche.

Il y a environ cinq ans que l'abbé Macé s'aperçut de la diminution de la vue de son œil droit, et qu'il consulta plusieurs médecins; tous pensèrent que l'amaurose était la seule cause de la perte de la vue, et ordonnèrent des exutoires aux tempes, au synciput et à la nuque : ces moyens n'empêchèrent pas le développement de la cataracte. Dans l'état actuel, cet œil distingue les couleurs vives et compte les doigts de ma main quand je les place à trois ou quatre pouces de distance.

L'œil gauche conserve la faculté de lire, mais pendant quelques minutes seulement. M. Macé dit que les caractères les plus noirs lui semblent gris, et que son horizon se rapproche tous les jours.

La pupille droite est gris perlé uni, la gauche offre quelques facettes azurées sur un fond gris cendré.

Les mouvemens de l'iris sont peu appréciables à l'œil droit, ils sont bien marqués à l'œil gauche.

L'état actuel de la maladie est constaté par MM. les docteurs Lafond et Palois de Nantes, et par MM. Récamier et Maçon de Paris.

Le 20 mai, le docteur Maçon a reconnu la diminution de l'opacité des pupilles.

Le 2 juin, M. Macé affirme que la vue de son œil gauche lui donne la faculté de juger sainement les couleurs, et particulièrement celle des caractères imprimés, qu'il voyait gris avant le traitement.

Le 17, M. le docteur Maçon, suppléant de M. de Récamier, croit que l'opacité de la lentille gauche est beaucoup moindre, et que les deux yeux sont beaucoup plus transparens que lors de son dernier examen.

Du 18 au 30, la matière cataractante se résorbe lentement, la vision s'améliore de même. Le malade voit les caractères imprimés dans leur état naturel; il lit avec la même facilité qu'avant sa maladie.

L'œil droit est, sous le rapport de la vue, dans l'état où il était quand nous commençâmes le traitement, et cependant l'opacité est moins prononcée; il est donc probable que le nerf optique a perdu une grande partie de ses facultés, et que l'opération de la cataracte serait pratiquée sans aucun espoir de succès.

Du 1er au 15 juillet, M. Macé est content du service que lui rend son œil gauche.

Le 16, M. Macé me remercie de mes soins; il va reprendre à Nantes l'exercice de ses fonctions.

LXXVIIe Observation. — Mme de SAINT-HÉNIS.

(Deux cataractes lenticulaires inégales très-avancées; grande diminution de l'opacité; amélioration de la vue; mort causée par l'anévrisme du cœur.)

—

La malade, âgée de 33 ans, constitution nerveuse, se présente à notre visite, le 27 avril 1834, avec deux cataractes lenticulaires très-avancées. Cette maladie s'est développée malgré la cautérisation syncipitale, et l'application de trente-et-un vésicatoires aux tempes, à la nuque et au pourtour de l'orbite. Ces moyens héroïques furent prescrits par une consultation des médecins les plus distingués de la capitale, non pas contre la cataracte, puisque les pupilles conservaient leur transparence normale, mais contre l'amaurose, ou paralysie du nerf optique, à laquelle nos savans confrères attribuèrent la grande diminution de la vue de notre intéressante malade.

Je pense que les nombreux vésicatoires ont détruit le phénomène morbide contre lequel ils étaient dirigés, puisque l'iris se dilate et se contracte comme dans l'état normal; mais cette observation, ainsi que celle de M. le vicomte de Canillac, prouve l'impuissance des révulsifs pour détruire la cataracte, puisqu'elle se forme, et devient très-intense sous leur douloureuse influence.

Le centre des pupilles est gris-cendré; le pourtour présente quelques points azurés.

Madame de Saint-Hénis voit les cartes; elle lit quelques mots imprimés en grosses capitales quand on les lui présente du côté opposé à la fenêtre qui éclaire l'appartement. Madame de Saint-Hénis se conduit librement à l'ombre; mais une vive lumière lui ôte tous ses moyens visuels.

L'état actuel de la maladie est constaté par MM. les docteurs Ouvrard, médecin à Angers (résidence de la malade), et Déjannay, exerçant à Segré près Angers.

Le 6 mai, madame de Saint-Hénis lit plusieurs mots imprimés en caractères de trois lignes de hauteur. Elle me dit avoir écrit une lettre, et avoir distingué les lignes et les interlignes, tandis que, long-temps avant de se confier à mes soins, il lui arrivait de tracer une seconde ligne sur celle qu'elle venait d'écrire.

Le 20, M. de Saint-Hénis distingue une ligne triangulaire dans le cristallin gauche de madame son épouse. Cette division de la matière cataractante partage le cristallin en trois parties inégales ; c'est un triangle irrégulier, couleur d'azur sur un fond d'albumine.

La mauvaise santé de madame de Saint-Hénis ne nous permettant pas d'agir comme nous le désirerions, il est probable que le traitement des cataractes sera long et désagréable.

Du 21 mai au 30 juin, diminution lente de l'opacité ; point de changement favorable dans sa vision.

Diminution progressive de l'opacité des lentilles pendant les vingt-cinq premiers jours de juillet.

Le 26, madame de Saint-Hénis ne vient pas à la visite.

Le 15 septembre, M. de Saint-Hénis m'envoie un de ses parens pour me remercier de mes soins, et me faire part de la mort de mon intéressante cliente. Cette malheureuse dame était affecté d'un anévrisme au cœur, et cette affreuse maladie, qui se termine toujours d'une manière funeste, n'avait pas trompé le pronostic du docteur Lherminier, médecin ordinaire de cette dame.

LXXVIIIe OBSERVATION. — Mme DE LA PELOUZE DE LA-TRAMBLAYE, *propriétaire du château de la Tramblay, près de Saumur.*

(Cataracte capsulo-lenticulaire très-avancée à l'œil droit; cataracte lenticulaire commençante à l'œil gauche; guérison de cette dernière.)

La malade, âgée de 62 ans, constitution nerveuse, se présente à notre observation, le 5 mai 1834, avec une cataracte capsulo-lenticulaire très-avancée à l'œil droit, et une cataracte lenticulaire commençante à l'œil gauche.

La pupille droite est couleur gris cendré, laissant quelques points azurés au pourtour de la lentille. La gauche est gris de perle uni.

L'iris conserve l'intégrité de ses mouvemens. Avec l'œil droit, madame de la Pelouze voit ma main et compte mes doigts; elle connaît les couleurs ainsi que les cartes, si on les lui présente du côté opposé à la fenêtre qui éclaire l'appartement. L'œil gauche remplit assez bien les fonctions qui lui sont assignées par la nature.

L'état actuel de la maladie est constaté par MM. les docteurs Baillergeau, médecin ordinaire de madame de la Pelouze, et Doucet père et fils.

Le 6 mai, le docteur Doucet fils étudia l'état des yeux de notre malade, et promit de suivre le traitement pour juger l'action des moyens que j'emploie contre la cataracte. Je dois noter que ce jeune confrère affiche un scepticisme des plus rigoureux; car il y a deux mois qu'il me fit une visite pour me parler de la malade qui fait le sujet de cette observation, et qu'il me dit franchement que sa conscience médicale lui prescrivait le devoir d'employer toute son influence pour empêcher la cliente de son père d'essayer un traitement qu'il jugeait au moins inutile... C'est donc bien malgré lui que madame de la Pelouze est venue réclamer mes soins.

Le 14, le docteur Doucet a reconnu la diminution *de l'opacité de la lentille droite, la mobilité de l'iris et l'amélioration de la vue.*

Le 16 mai, madame de la Pelouze a passé cinq heures à l'examen des produits de l'industrie, sans éprouver de fatigue insolite dans la vision; elle dit que sa famille éprouva autant de surprise que de satisfaction d'un résultat aussi prompt et aussi heureux.

Le 17, madame de la Pelouze est venue seule à la visite.

Le 18, en sortant du pansement, madame de la Pelouze heurte le bout de son pied contre une pierre saillante. L'effort musculaire qu'elle fit pour se préserver d'une chute donna un ébranlement dans toute la machine, et dérangea l'harmonie des fonctions organiques si heureusement rétablies dans quelques jours de traitement.

Le 19, la tête, la poitrine, les reins et les jambes sont douloureuses, les yeux, et surtout le droit, sont injectés d'une matière sanguinolente; ils supportent péniblement le contact des rayons lumineux; la malade est inquiète; elle a passé une mauvaise nuit.

Je prescris un bain tiède et quelques lavemens émolliens, ainsi que des infusions de même nature, édulcorées avec le sirop de guimauve.

Le 20, madame de la Pelouze dit avoir dormi pendant cinq heures d'un sommeil paisible et réparateur; une transpiration modérée, qui s'établit dans la matinée, paraît être la crise de l'irritation accidentelle, puisque la malade annonce une très-grande amélioration dans son état.

Les 21, 22 et 23, madame de la Pelouze est assez bien, la phlegmasie oculaire n'existe plus, elle n'accuse qu'une douleur légère dans les membres abdominaux.

Je conseille la continuation des moyens sus indiqués; la vision, accidentellement troublée, est actuellement dans l'état où elle était le 18. Avec l'œil droit la malade voit toutes les lettres du mot *planche*, qu'elle était dans l'impossibilité de connaître lorsqu'elle se confia à mes soins. Elle dit avoir écrit une très-longue lettre sans éprouver la plus légère fatigue.

Le 24, madame de la Pelouze vient seule à la visite.

Du 25 au 31, rien d'important à noter.

Le 7 juin, le docteur Doucet examina les yeux de notre malade : il trouva une amélioration bien tranchée dans la pupille gauche, et pronostiqua la prochaine guérison de cette cataracte; il reconnut aussi la diminution de la cataracte droite, mais il déclara judicieusement que cet œil ne reprendrait jamais sa transparence primitive, et que la vision serait toujours imparfaite. L'opinion de notre jeune confrère est celle que nous avions émise dans notre première consultation.

Le 14 juin, le docteur Doucet, après un long et sérieux examen, affirme que la cataracte de l'œil gauche est presque détruite, et que celle de l'œil droit a subi une modification très-appréciable. Ce jeune confrère reconnaît aussi la grande amélioration survenue dans la santé de madame de la Pelouze.

Le soin que M. Doucet fils apporte dans l'étude de cette maladie est digne des plus grands éloges, et la bonne foi avec laquelle il revint de sa prévention prouve que son opposition était loyale et sincère.

Le 27, le docteur Doucet accompagna madame de la Pelouze; nous étudiâmes ensemble l'état actuel des pupilles, et nous pronostiquâmes la guérison très-prochaine de la cataracte de l'œil gauche.

Le 16 juillet, en sortant du bain, madame de la Pelouze eut l'imprudence de se placer dans un courant d'air, qui détermina une phlegmasie oculaire des plus intenses, en supprimant la transpiration cutanée. Cette phlegmasie ou ophthalmie fut heureusement combattue par l'application de quarante sangsues sur la région épigastrique, et le régime antiphlogistique continué pendant huit jours.

Si quelque médecin critiquait cette médication, je lui dirais, pour faire taire sa bienveillante critique, que je plaçai les sangsues sur l'estomac afin d'agir en même temps sur la gastro-entérite, qui menaçait de passer à l'état aigu, et que le résultat prouva la justesse de mes prévisions, puisque l'ophthalmie cessa quand le relâchement eut lieu dans les organes digestifs.

Au fait, la malade est revenue à la visite le 25 juillet et le 2 août, en me remerciant de mes soins. Elle m'apprend que M. Chamblant, opticien, a été dans l'obligation de lui donner des lunettes n° 48 pour remplacer celles du n° 24 qu'elle portait depuis plus de dix ans. Il est incontestable que la vision de cette dame est maintenant dans l'état où elle était à l'âge de 40 à 50 ans.

Loudun, le 10 février 1835.

Monsieur et très-honoré confrère,

N'ayant point encore vu madame de la Pelouze, je n'ai pu répondre plus tôt à votre lettre du mois dernier; mais aujourd'hui que j'ai pu examiner les yeux de votre malade, je me hâte de vous en donner des nouvelles, et de vous *féliciter sur le succès que vous avez obtenu.*

Voici ce que j'ai observé; je suis encore trop peu *converti*, ou *converti* depuis trop peu de temps pour n'avoir pas bien examiné.

Selon moi (bien que MM. *Ballergeau et Tochet* prétendent qu'il y a un peu de mieux), l'œil droit de madame *de la Pelouze* conserve la belle cataracte qui le couvrait en arrivant à Paris; cependant il est juste d'ajouter qu'il existe beaucoup d'amélioration dans l'ensemble de cet œil : aujourd'hui son aspect est *naturel* ; l'iris se contracte et se dilate avec toute la facilité désirable.

Quant à l'œil gauche, non seulement les progrès de la cataracte ont été enrayés par le traitement, mais encore l'opacité qui le couvrait a disparu, et l'œil est aujourd'hui ce qu'il était *avant la maladie*. Je dois dire en outre que la santé de madame de la Pelouze, loin d'avoir souffert du traitement dirigé contre les cataractes, s'est de beaucoup améliorée sous son influence.

Veuillez, monsieur, recevoir l'assurance de mon profond respect, et croire aux sentimens d'estime avec lesquels j'ai l'honneur d'être, monsieur et très-honoré confrère,

Votre très-humble et très-obéissant serviteur,

DOUCET, D.-M.

LXXIXe OBSERVATION. — Mme VEUVE RENOU, *de Vihiers (Maine-et-Loire)*.

(Cataracte lenticulaire commençante à l'œil droit; cataracte capsulo-lenticulaire peu avancée à l'œil gauche; guérison.)

La malade, âgée de 46 ans, bonne constitution, se présente à notre visite, le 10 mai 1834, avec une cataracte lenticulaire à l'œil droit, et une cataracte capsulo-lenticulaire à l'œil gauche.

Myope depuis l'âge de 20 ans, madame Renou se sert depuis cette époque des lunettes n° 4. La vision de l'œil droit suit une marche décroissante très-appréciable ; mais la malade n'a jamais éprouvé d'hallucination de ce côté.

« Depuis le 29 mars 1834, l'œil gauche perçoit des ima-
» ginations variables ; ainsi la malade croit voir entre cet œil
» et les objets qu'il regarde des mouches, des moucherons,
» des flocons et des nuages de couleur noire ou jaune ; il y a
» peu de jours que les murs de son habitation lui paraissaient
» être jaunes. Cependant madame Renou peut lire, coudre, etc. »

Je prends ces détails dans une consultation de M. le docteur Trouet, médecin ordinaire de la malade.

La pupille droite offre un ton gris-cendré uni ; la gauche présente un léger réseau de matière albumineuse inégalement disposée sur un fond azuré. Tel est l'état dans lequel nous commençons le traitement.

MM. les docteurs *Trouet*, exerçant à Vihiers, et *Ballergeau*, exerçant à Doné (Maine-et-Loire), ont constaté l'état actuel de cette maladie, contre laquelle ils ont dirigé plusieurs traitemens évacuans et révulsifs.

Le 20 mai, madame *Renou* assure que le voile qui masquait les objets qu'elle regardait avec l'œil gauche est beaucoup moins épais, et que trois petits points de forme lenticulaire qui suivaient toujours les mouvemens de cet œil n'existent plus ; elle voit encore un petit moucheron noir, qui semble attaché à un filament de matière grisâtre.

Le 30, madame Renou a écrit une longue lettre sans éprouver de fatigue.

Le 4 juin, je reconnais la marche décroissante de l'opacité des pupilles.

Le 20, il ne m'est pas possible d'établir de différence entre les pupilles de madame et de mademoiselle Renou, jeune personne de 19 à 20 ans, ayant les yeux d'une transparence parfaite.

Le 25, madame Renou prend congé, quoique elle dise voir encore devant son œil gauche un petit moucheron. Ce signe subjectif peut et doit appartenir à une modification de la rétine, car il m'est impossible de découvrir la moindre trace d'opacité dans les pupilles.

LXXXe Observation. — Mme GUESDON.

(Deux cataractes lenticulaires commençantes, compliquées de taies sur les cornées transparentes, d'une phlegmasie chronique des paupières, et d'une irritation insolite dans la partie postérieur edes bulbes oculaires; guérison.)

—

La malade, âgée de 50 ans, constitution nerveuse et sanguine, se présente à la visite, le 20 mai 1834, avec deux cataractes lenticulaires, compliquées de taies sur les cornées transparentes, d'une phlegmasie chronique du bord libre des paupières, et d'une irritation insolite dans la partie postérieure des yeux. L'état actuel de la maladie est constaté par M. le docteur Lafond, chirurgien en chef de l'hôpital et professeur d'anatomie à l'école secondaire de Nantes, qui, après avoir consulté cette dame à Nantes, se trouva fortuitement dans mon cabinet le jour que madame Guesdon vint réclamer mes soins.

Notre confrère trouve l'opacité beaucoup plus intense que lors de sa première consultation, donnée il y a environ trois mois.

Les pupilles offrent un ton gris cendré uni, les paupières inférieures sont phlegmasiées, et présentent un bourrelet qui triple leur grosseur naturelle. La malade accuse des douleurs pungitives dans la partie postérieure des yeux, et la sensation de bluettes phosporescentes qui scintillent fréquemment devant l'organe de la vue.

Les albugos sont placés de manière à permettre le passage des rayons lumineux, et madame Guesdon lit encore passablement les caractères imprimés, mais seulement pendant quelques minutes, à cause de la fatigue qu'elle éprouve dans les yeux, et parce que les caractères lui semblent grisâtres, surtout quand elle veut lire avec l'œil droit seulement.

Du reste, la lumière est supporée sans douleur.

Tel est l'appareil des phénomènes objectifs et subjectifs existant cejourd'hui 20 mai 1834.

Le 30 mai, madame Guesdon croit que sa vue est un peu plus nette, et que les étincelles phosphorescentes sont plus rares.

Du 1er au 15 juin, les paupières paraissent moins tuméfiées, surtout celle de l'œil droit, qui faisait paraître cet organe beaucoup plus petit que l'autre.

Le 16, une recrudescence des phénomènes irritatifs, exaspérés par l'influence d'une température très-élevée, nous oblige à faire, au moyen de vingt sangsues, une saignée capillaire sur la région épigastrique. Cette médication n'a eu qu'un faible résultat, le sang des piqûres ayant peu coulé.

Le 20, un nouveau bouquet de vingt sangsues a été placé sur l'épigastre, et n'a produit qu'une déplétion insuffisante.

Le 24, nous avons pratiqué une saignée au bras. La malade a perdu deux livres d'un sang noir et fibrineux.

Le lendemain de cette évacuation sanguine, la malade accuse une grande amélioration dans l'état de sa vue et un amendement notable dans la fluxion du bord libre des paupières.

Le 1er août, en sortant d'un bain tiède, madame Guesdon crut voir devant son œil gauche un corps rond de la grosseur d'un doigt et d'une teinte noirâtre qui suivait tous les mouvemens de cet œil.

Le 10 août, cette hallucination ayant résisté aux moyens que nous avions cru devoir lui opposer, tels que bains de pieds, lavemens, ablutions d'eau froide saturée de vinaigre, etc., etc., céda en partie à une saignée de trois livres que nous fîmes au bras droit de cette dame.

Les 11, 12, 13 et 14, les yeux paraissent clairs et limpides; les cataractes ne sont plus appréciables; les pupilles, c'est-à-dire les tissus quelles renferment, ne conservent aucune trace d'opacité; mais les taies n'ont point disparues. Les paupières sont dans leur état normal; la malade lit sans lunettes les caractères les plus fins, mais elle indique encore, quoique à un bien moindre degré d'intensité, la persistance des phénomènes subjectifs.

LXXXIe Observation. — M. OSHIELL, *ancien propriétaire-colon à la partie sud de Saint-Domingue, actuellement rue de Sèvres, n. 29.*

(Deux cataractes lenticulaires très-avancées ; guérison.)

—

Le malade, âgé de 81 ans, bonne constitution, nous fut adressé par M. L'Héritier, interne à l'hôpital Saint-Louis, dans le courant du mois de mars 1833. Ce jeune confrère avait diagnostiqué deux cataractes lenticulaires très-avancées ; mais le malade ne trouvant pas son état assez grave, attendit pour se confier à nos soins, que ses moyens visuels lui fissent craindre une cécité très-prochaine.

Les pupilles offrent un ton grisâtre très-prononcé ; le malade se conduit avec la plus grande hésitation ; il lit péniblement les caractères de moyenne grosseur ; mais il dit que, son horizon se rapproche de jour en jour, de telle sorte que, pour trouver une chaise dans un appartement, il est obligé de la chercher avec sa canne.

Le 21 mai, nous commençons le traitement.

Le 31 mai, M. Oshiell distingue beaucoup mieux les objets ; il lit avec plus de facilité, mais il craint que cette amélioration ne soit pas durable ; il ne peut se persuader, malgré la sensation, que le traitement puisse agir aussi promptement. Il répète plus de cent fois : *C'est incroyable.*

Du 1er au 30 juin, M. Oshiell est on ne peut plus satisfait du service que lui rendent ses yeux.

Le 18, le malade assure que son horizon s'éloigne tous les jours, et qu'il peut se passer de lunettes, soit pour se guider, soit pour lire et écrire. Il dit toujours : C'est incroyable. Vous êtes mon sauveur, etc., etc.

Pendant les mois de juillet, août et septembre, le malade est toujours satisfait du service que lui rendent ses yeux ; mais il me prie de continuer le traitement, auquel il attribue non seulement la guérison de ses cataractes, mais le rétablissement de sa santé, précédemment peu robuste. En effet, ce respectable vieillard n'est pas reconnaissable, et il me rapporte tous les jours que les personnes qui ne l'ont pas vu depuis quelque temps ne se lassent pas de le complimenter sur l'état actuel de sa santé. M. Oshiell m'appelle le régénérateur de l'espèce humaine, et ne manque jamais de dire : *C'est incroyable.*

Le 11 octobre, le docteur Salmade rencontra le malade, auquel il adressa des complimens sur la hardiesse de sa marche, et l'état général de sa santé ; mais quand M. Oshiell lui dit qu'il me devait la vue et la santé, ce médecin eut l'inconcevable légèreté de répondre : *C'est impossible !*

Rendre l'indignation que M. Oshiell éprouve en me faisant part de ce colloque, serait me montrer trop susceptible aux yeux de certaines gens, et, pour éviter, autant que possible d'être juge dans une cause qui me concerne, je me contente d'avoir annoncé le fait, en laissant au lecteur le soin de l'apprécier.

Du 12 au 30 octobre, M. Oshiell est content de sa vue; il dit qu'il peut lire pendant trois ou quatre heures de suite, sans éprouver le besoin du repos.

Le 31, M. Oshiell cesse son traitement; il y a plus de deux mois que je lui conseillais de ne plus venir à ma visite, mais il me priait avec tant d'instance que je me rendais toujours à ses pressantes sollicitations, et je lui continuais mes soins avec d'autant plus de sollicitude, qu'il affirmait que sous l'influence de ce traitement il reprenait de la vie et de la santé.

Le 20 decembre 1834, M. Oshiell me fit une visite pour me remercier de nouveau de l'heureux changement que mon traitement a opéré dans sa vue et dans l'état général de sa santé.

Le 26, M. Oshiell me fit une visite pour me rendre compte de l'état de sa vue. Ce vieillard n'était pas entièrement satisfait, puisqu'il me dit très-sérieusement que ses yeux étaient fatigués *quand il avait lu pendant trois ou quatre heures*.

Le 6 janvier 1835, M. Oshiell m'a fait une visite pour me remercier de nouveau; il m'a remis la lettre suivante qui prouvera, mieux que tout ce que je pourrais écrire, les prétentions d'un vieillard de 82 ans.

Paris, ce 4 janvier 1835.

« Je me félicite sans cesse, et je me féliciterai toujours, mon cher monsieur Lattier, de m'être confié à vos soins, et je regrette bien sincèrement de ne l'avoir pas fait plus tôt ; car certainement ma guérison aurait été plus complète. En effet, dès le commencement de mon traitement, ma vue s'est éclaircie, et cet état d'amélioration a progressivement augmenté, avec quelques intervalles de repos et de stagnation apparente. Je ne puis que me réjouir, et vous remercier infiniment de ma nouvelle situation, quoiqu'il me reste encore quelques mouches qui voltigent et m'empêchent de voir aussi distinctement que je le désirerais ; mais je me flatte que, dans un espace plus ou moins borné, mon état s'améliorera de plus en plus, comme plusieurs personnes affectées de cataractes l'ont éprouvé après la cessation de votre traitement, et notamment une personne de ma connaissance. Je serais au comble de ma joie si je pouvais obtenir un pareil résultat, quoique je touche au dernier terme de ma longue carrière.

Je ne puis m'empêcher encore de remarquer, quoique je jouisse d'une santé vigoureuse et que je sois rarement malade, que j'ai éprouvé pendant tout le traitement un état de bien-être tout particulier, qui rendait tous mes mouvemens plus libres, plus dispos, et une sorte de contentement qui se répandait sur mon existence entière. Je ne saurais donc trop vous remercier de l'obligation que j'ai obtenue de vous, laquelle ne s'acquitte point seulement avec du numéraire, moyens matériels, mais bien par le souvenir constant d'un bienfait, non moins précieux pour vous que salutaire pour moi, dont les impressions ne s'effaceront jamais de mon esprit ni de mon cœur.

Recevez, je vous prie, l'assurance des sentimens d'estime

et de dévouement avec lesquels j'ai l'honneur d'être, mon cher monsieur,

Votre très-humble et obéissant serviteur,

OSHIELL. »

LXXXIIe OBSERVATION. — M. PROBST, *cordonnier*, *rue du Puits-Vendôme*, *n.* 4.

(Deux cataractes capsulo-lenticulaires commençantes ; guérison.)

—

Le malade, âgé de 37 ans, d'une constitution robuste, se présente à ma visite du 25 mai, porteur de deux cataractes capsulo-lenticulaires commençantes constatées par M. le docteur Brugière, rue Boucherat, n. 19.

Probst dit que tous les objets lui paraissent recouverts de lambeaux de toiles d'araignées et que ce voile est plus épais à l'œil droit; il assure que son horizon se rapproche de jour en jour et que dans l'état actuel il ne peut soigner son ouvrage, parce qu'il voit mal ses points et qu'une courte application fatigue ses yeux.

La pupille droite est couverte d'un réseau de matière albumineuse inégalement disposé; la gauche offre un ton grisâtre uniforme dans toute son étendue.

Le 6 juin, Probst assure que sa vue s'est améliorée, et que le brouillard qui couvrait les objets est beaucoup moins épais.

Le 18, la vision de l'œil gauche s'améliore beaucoup plus que celle du droit.

Du 19 au 30, Probst est content de sa vue; il peut, dit-il, piquer les coutures des bottes avec assez de facilité.

Le 3 juillet, en examinant les pupilles avec une loupe qui sextuple leur grandeur, il ne m'est pas possible de retrouver la plus légère trace des cataractes.

Le 6, Probst ne vient pas à la visite; le traitement est terminé.

LXXXIIIe OBSERVATION. — Mme BERTRAND, *portière, rue Basse-du-Rempart, n. 32.*

(Cataracte secondaire après l'abaissement du cristallin; légère amélioration.)

—

La malade, âgée de 30 ans, blonde, bonne constitution, se présente à la visite, le 9 juin 1834, dans la situation sous-indiquée que nous laissons décrire à la malade.

« A la suite d'une couche qui se termina assez heureusement, » je remarquai une diminution extraordinaire dans la vue de mon » œil droit, et au bout de quelques semaines je ne voyais plus que » la lumière. Comme je n'éprouvais point de douleur, je ne con-

» sultai que lorsque je fus entièrement borgne; l'oculiste me » dit que j'avais une cataracte bonne à opérer, et, après vous » avoir consulté vous-même, je me déterminai à cette opéra- » tion.

» Elle fut pratiquée par abaissement, le 9 du mois de juin » 1833; je souffris pendant six semaines d'une inflammation qui » céda à une application de sangsues qu'on me posa derrière » l'oreille. Après cette saignée, je commençai à voir les cou- » leurs et à distinguer la forme des gros objets, et j'étais con- » tente de cette amélioration puisque mon oculiste me faisait » espérer que la vue de cet œil serait bientôt aussi bonne que » celle de l'autre. J'ai attendu pendant un an, et, l'espoir de » mon oculiste et le mien ne se réalisant pas, je suis venu vous » prier de me donner des soins, si vous pensez qu'ils puissent » me servir à quelque chose, c'est-à-dire à me rendre la vue. »

La pupille étant bien dilatée, je reconnus que la lentille était entièrement absorbée et que la capsule opaque était le seul obstacle qui s'opposait au passage des rayons lumineux. Heureux de trouver unenouvelle occasion d'être utile, je m'empresse d'admettre cette femme au nombre de mes cliens, en la prévenant que, si mon traitement n'améliorait pas sa vue, il ne pouvait lui causer le moindre préjudice.

La malade voit les cartes ainsi que les gros objets, mais elle ne peut nommer une lettre composant le mot *planche* imprimé en capitales de 18 lignes de hauteur; elle est même dans l'impossibilité de me me dire si ce sont des lettres; mais elle voit la ligne noire qu'elle désigne avec le doigt.

Tel est l'état dans lequel la femme Bertrand se soumet à l'emploi de ma méthode, le 9 juin 1834.

Le 15 juin, madame Bertrand désigne la forme des lettres, et voit le joint des planches de mon parquet, qu'elle était dans l'impossibilité de distinguer lorsqu'elle vint réclamer mes soins.

Le 23, la malade nomme l'A du mot planche, elle ne peut qu'indiquer la forme des autres lettres.

Le 30 juin, madame Bertrand dit que sa vue s'améliore de jour en jour.

Pendant le mois de juillet, la pseudo-membrane diminue lentement : elle paraît être beaucoup moins épaisse et moins large, surtout au centre de la pupille ; la forme actuelle de cette membrane présente la plus grande analogie avec le sablier qui servait à marquer les heures avant la découverte de l'horlogerie. Du reste, la malade assure que la vision de cet œil est assez bonne pour lui permettre de distinguer les personnes à une grande distance, ce qu'elle ne pouvait faire avant le traitement.

Le 15 juin, la malade cesse le traitement.

LXXXIVe OBSERVATION. — Mme CARNEL, *femme de chambre de l'épouse du général Darriule, commandant de la place de Paris.*

(Deux cataractes lenticulaires peu avancées ; guérison.)

La malade, âgée de 39 ans, constitution nerveuse, se présente à la visite le 12 juin 1834, dans l'état sous-indiqué :

Pupille droite très-large, couleur gris cendré ; l'œil gauche ne présente aucun phénomène anormal ; si on l'examine à une certaine distance, la pupille est grisâtre ; quand on l'observe attentivement et de près, les mouvemens de l'iris sont peu appréciables.

La vue de l'œil droit permet encore à la malade de lire les gros caractères ; mais elle dit que tout ce qu'elle voit est recouvert d'un voile, et que les objets sont beaucoup plus petits que lorsqu'elle les regarde avec les deux yeux à la fois, ou avec l'œil gauche seulement. Du reste, tous les objets sont recouverts d'un voile, qu'ils soient vus avec les deux yeux ou examinés alternativement avec l'un ou l'autre.

Interrogée sur les causes de la grande dilatation de la pupille droite, madame Carnel répond que depuis long-temps elle ressentait une douleur assez vive à la partie postérieure de cet œil, et qu'un médecin lui ordonna de metre un bouquet de sangsues au pourtour de l'anus. Le lendemain de cette saignée capillaire, la douleur de l'œil droit avait cessé d'exister ; mais elle n'avait fait que changer de place, puisque le gauche devint le siége de la douleur. Le même jour, c'est-à-dire le lendemain de l'évacuation sanguine, la pupille était dans l'état où elle est aujourd'hui. J'avoue qu'il m'est impossible d'expliquer la paralysie de l'iris par la cause que je viens de décrire, et que, dans ce cas, comme dans beaucoup d'autres, le médecin prudent doit se borner à noter le phénomène sans hasarder d'explication.

Le 21 juin, madame Carnel dit avoir lu avec son œil droit, et sans lunettes, le plus petit caractère du feuilleton d'un journal qu'elle ne pouvait distinguer avant son traitement.

Le 10 juillet, madame Carnel a lu pendant plus d'un quart d'heure avec son œil droit seulement.

Du 11 au 25, madame Carnel est assez contente de sa vue; mais j'ai remarqué avec inquiétude que l'iris de la pupille gauche ne se resserre pas d'une manière égale. Cette pupille est frangée, et nous devons craindre la paralysie de ce tissu érectile avec d'autant plus de raison que madame Carnel éprouve toujours des douleurs graves dans la partie latérale externe du coronal et au fond de l'orbite.

Le 26, madame Darriule accompagna la malade ; cette dame me dit avoir suivi avec exactitude la marche décroissante des cataractes qu'elle reconnaît entièrement guéries.

Je conseillai alors à ces dames de consulter M. le docteur Gondret, dont la méthode révulsive peut être utilement appliquée pour détruire la paralysie partielle de l'iris, et prévenir celle du nerf optique.

LXXXVe OBSERVATION.—Mme HERTEL, VEUVE RIVIÈRE, *née à l'Ile-de-France, actuellement à Paris, rue Neuve-des-Petits-Champs, n. 89.*

(Cataracte complète à l'œil gauche, compliquée d'amaurose; cataracte lenticulaire à l'œil droit; guérison de cette dernière.)

—

La malade, âgée de 55 ans, bonne constitution, se présente à notre visite le 19 juin 1834, avec une cataracte lenticulaire commençante à l'œil droit. Le resserrement de l'iris rend la pupille gauche extrêmement étroite. La membrane érectile n'obéissant pas à l'action de la lumière, et la vision de cet œil étant nulle, soit à une vive lumière, soit à une lumière crépusculeuse, nous pronostiquons une complication d'amaurose. Cependant la malade croit voir une barre noirâtre, de la grosseur d'un doigt, qui suit tous les mouvemens que les muscles impriment à cet œil.

La malade lit et écrit avec le secours de son œil droit; mais elle dit que son horizon se rapproche de jour en jour, et qu'elle voit plusieurs fils qui suivent les mouvemens de cet œil.

La cataracte gauche est gris cendré uni; la droite est gris moiré.

Le docteur Desalles, ex-interprète de l'armée d'Afrique, a constaté l'état actuel de la maladie; et il se propose de noter les changemens que le traitement amènera dans la vision ou dans l'état physique des yeux.

Le 14 juillet, la vue s'est beaucoup améliorée, et M. le docteur Desalles a reconnu la diminution de l'opacité des lentilles.

Le 29, madame Hertel dit que la barre noire qu'elle avait devant l'œil gauche n'existe plus; mais elle accuse la persistance des hallucinations de l'œil droit qui, du reste, voit beaucoup mieux.

Le 10 août, la vue est comparativement meilleure. Madame Hertel lit sans éprouver la plus légère fatigue pendant plusieurs heures de suite.

Le 24, madame Hertel croit que la vision de son œil droit est aussi bonne qu'avant sa maladie.

Le 1er septembre, madame Hertel m'a dit que M. le docteur Desalles avait étudié l'état de ses yeux avec l'attention la plus minutieuse, et qu'il avait déclaré que la cataracte droite était entièrement guérie; elle ajoute que ce confrère l'avait chargée de me faire agréer ses félicitations pour avoir obtenu une guérison aussi prompte et aussi complète.

Le 7 septembre, madame Hertel me remercie de mes soins, et promet de me visiter quand elle reviendra dans la capitale.

Le 6 janvier 1835, madame Hertel m'a fait une visite, et m'a appris que sa vue était meilleure que le jour où elle cessa son traitement.

LXXXVIe **Observation. — M. LAFONT, père,** *inspecteur des prisons, commandant des sapeurs-pompiers de la ville de Nantes, chevalier de l'ordre royal de la Légion-d'Honneur, etc.*

(Cataracte complète à l'œil droit ; cataracte capsulo-lenticulaire à l'œil gauche ; guérison de cette dernière ; amélioration de l'autre.)

Le malade, âgé de 73 ans, bonne constitution, se présente à ma visite du 17 juillet 1834, porteur de deux cataractes inégales.

La vision de l'œil droit est nulle; l'œil gauche conserve la faculté de lire, mais l'horizon du malade se rapproche progressivement, et il craint avec raison une cécité prochaine.

La cataracte de l'œil droit est gris cendré uni ; la gauche est moirée, c'est-à-dire que la matière inégalement disposée présente plusieurs facettes couleur d'albumine, séparées par des points azurés.

L'état de la maladie est constaté par MM. le docteur Palois, président de l'académie de médecine de Nantes, Bouillard et Baret, médecin des prisons de la même ville.

Le 23 juillet, ayant l'œil gauche fermé, M. Lafont nomme toutes les cartes que je lui présente; la matière cataractante paraît se diviser au pourtour de la lentille, le centre réfléchit mon image.

Le 4 août, la vue s'est déjà sensiblement améliorée.

Le 9, M. Lafont a fait examiner ses yeux par M. le docteur Jacquemin, médecin de la prison de la Force, qui a pronostiqué la très-prochaine guérison de la cataracte de l'œil gauche.

Le 11, le malade lit en ma présence les caractères typographiques les plus fins; ce respectable vieillard me dit les choses les plus obligeantes, et promet de faire part du résultat du traitement à tous les médecins de sa connaissance.

Le 18 août, M. Lafont cesse le traitement que je lui conseillais de suivre encore pendant un mois, mais il dit que des affaires pressantes exigent son retour à Nantes, et que, dans le cas où sa vision ne se conserverait pas dans l'état heureux où nous l'avons placée, il reviendrait se mettre en traitement.

Le 8 octobre, je reçus la lettre suivante:

Monsieur,

« Je profite de l'occasion de madame Moulin, pour vous re-
» mercier des soins que vous m'avez donnés lors de mon voyage
» à Paris, pendant le traitement de mes yeux. Je regrette de
» n'avoir pu suivre jusqu'au bout ce traitement dont je recon-
» nais de plus en plus l'efficacité; ma vue s'est bien améliorée,
» je souhaite que cet état se maintienne. Plusieurs personnes
» sont venues me demander ce que je pensais de votre traite-
» ment, désirant elles-mêmes en user; je me suis fait un plaisir
» de lui rendre toute la justice qu'il mérite. »

Votre très-obligé serviteur,

LAFONT père, administateur des prisons de Nantes.

Nantes, le 30 septembre 1834.

LXXXVIIe OBSERVATION.—M. GUENARD, *capitaine de la 1re compagnie de grenadiers du 39e régiment de ligne.*

(Cataracte complète à l'œil droit; cataracte lenticulaire commençante l'œil gauche; guérison de cette dernière; légère amélioration de l'autre.)

—

Le malade, âgé de 48 ans, bonne constitution, se présente à ma visite du 26 juillet 1834, porteur d'une cataracte complète à l'œil droit, et d'une cataracte lenticulaire commençante à l'œil gauche.

La pupille droite est gris de perle uni; la gauche offre un ton gris moiré.

L'œil droit ne distingue pas la lumière des ténèbres; avec le gauche, M. Guenard lit et écrit avec peine; il dit que tous les objets sont recouverts d'un voile qui, de jour en jour, devient plus sombre. Il craint avec raison de perdre l'usage de cet œil, comme il a perdu celui de l'autre dans l'espace de deux ou trois mois.

Le 4 août, M. Guenard voit la lumière avec son œil droit.

Le 6, le malade dit avoir distingué les couleurs et la forme des gros objets qui ornent sa chambre à coucher.

Le 10, le capitaine Guenard affirme que sa vision est plus nette, et que son horizon s'est beaucoup éloigné.

Le 20 août, M. Guenard assure qu'il peut lire autant qu'il le veut, et que le scintillement, le voile et la douleur qu'il percevait après une courte application, ont cessé d'exister.

Le 29, le capitaine Guenard est on ne peut plus content de sa vue; il veut absolument que je lui rende l'œil droit, et, malgré tout ce que je lui dis sur l'impuissance de ma méthode dans un cas aussi grave, il persiste à dire que, puisqu'il commence à distinguer la forme des gros objets, cet œil n'est pas perdu.

Le 30, après un examen sérieux, je ne pus découvrir la plus légère trace d'opacité dans le cristallin gauche, et je conseillai au capitaine de cesser le traitement.

Le 4 septembre 1834, je reçus la lettre suivante, datée de Lawarde-Mauger, le 3 du même mois :

Mon cher monsieur de Lattier,

« C'est avec le sentiment de la plus profonde, comme de la plus sincère reconnaissance, que je vous envoie la preuve des premiers effets qu'a produits sur ma vue votre admirable découverte. Puissent les innocentes créatures qui en sont victimes vous être aussi agréables que j'ai de plaisir à vous les offrir.

» L'œil gauche est redevenu excellent; je n'éprouve plus ni scintillement (je ne sais pas si c'est le mot), ni gêne dans l'orbite; j'ai tué ce lièvre à plus de quatre-vingt pas, le voyant parfaitement et distinctement au bout de mon fusil, et, malgré votre incrédulité, je crois toujours qu'il y a amélioration dans le droit ; du reste, cela m'importe peu puisque vous m'avez assuré le gauche à tout jamais.

» Recevez, etc.

» GUENARD, capitaine au 39me régiment. »

LXXXVIIIe OBSERVATION.—Mme EDMOND, *artiste dramatique, habitant l'hôtel de Normandie, rue du Jour, n.* 2.

(Deux cataractes lenticulaires commençantes ; amélioration.)

—

La malade, âgée de 61 ans, constitution nerveuse et sanguine, se présente à mon observation le 12 août 1834, avec deux cataractes lenticulaires commençantes.

Il y a environ six mois que la malade éprouva une commotion morale des plus intenses, sous l'influence de laquelle les yeux, ainsi que les paupières, s'injectèrent d'une matière sanguinolente, semblable à l'ecchymose produite par un instrument contondant. Depuis cette époque, la vision diminue progressivement, et nul instrument d'optique ne peut la rendre meilleure. M. Chambellant, opticien, reconnaît l'opacité des lentilles, et me recommande cette infortunée.

Les cristallins ont une teinte grisâtre uniforme. La malade se conduit sans guide ; mais elle ne peut épeler que quelques syllabes imprimées en gros caractères. Tous les objets paraissent recouverts d'un voile, et l'horizon de madame Edmond se rapproche de jour en jour.

Le 29 août, la malade assure que son œil droit voit comme il a toujours vu; il distingue les objets dans leur état naturel, mais il ne peut et n'a jamais pu lire. Avec les deux yeux, la malade distingue bien mieux ; mais, encore un coup, elle est dans l'impossibilité de lire, et la nature de ses occupations exige impérieusement la perfection de l'organe visuel : elle me presse chaque jour de lui dire à quelle époque elle sera dans le cas de lire correctement, et malheureusement il m'est impossible de lui répondre d'une manière positive, puisque j'ignore moi-même si elle obtiendra jamais un pareil résultat.

Le 4 septembre, madame Edmond croit que la vision de son œil droit est revenue dans son état habituel ; mais malheureusement cet œil a toujours été trop faible pour transmettre au cerveau les caractères imprimés.

Le 6, M. Chambellant, opticien, étudia l'état actuel des cataractes de notre malade, et il affirma qu'elles avaient prodigieusement diminué d'intensité. Cependant il ne peut trouver de lunettes pour aider la vision, ce qui nous fait craindre la justesse du pronostic que nous avons porté lors de notre première visite, c'est-à-dire complication d'amblyopie.

Le 31 septembre, madame Edmond cesse le traitement ; elle ne peut lire encore, mais elle distingue très-bien les plus petits objets. Je pense que le temps et un exercice modéré rendront à cette dame la faculté de lire, et qu'elle pourra reparaître au théâtre qu'elle regrette de quitter prématurément.

LXXXIXe Observation. — Mme COUSIN, *rue du Faubourg-St-Antoine, n.* 234.

(Cataracte complète à l'œil droit; cataracte lenticulaire commençante à l'œil gauche; guérison de cette dernière.)

—

La malade, âgée de 75 ans, constitution sanguine et nerveuse, se présente à ma visite du 16 août 1834, avec une cataracte complète à l'œil droit, et une cataracte lenticulaire commençante à l'œil gauche.

La couleur du cristallin droit est blanchâtre; cet œil distingue le jour de la nuit.

La cataracte de l'œil gauche est couleur gris marbré. La malade peut lire en plaçant les caractères à trois ou quatre pouces de cet œil; mais elle dit que son horizon se rapproche et que tous les objets sont recouverts d'un nuage qui s'épaissit de jour en jour.

Le 16 août et le 18 du même mois, la malade vient à ma visite.

Le 19, je me rends à son domicile.

Le 27 août, madame Cousin dit avoir fait deux expériences pour s'assurer des résultats du traitement: d'abord elle a observé les billes blanches roulantes sur le tapis vert du billard, qu'elle a vues dans leur état naturel, tandis que depuis longtemps il lui semblait que ces billes étaient tachetées de noir.

Sa seconde épreuve a été faite sur un linge blanc et fin : elle a passé du fil et fait plusieurs coutures qu'elle-même et les gens de sa maison ont jugées par comparaison beaucoup mieux faites que les précédentes. Au surplus, l'opacité des cristallins a diminué d'une manière appréciable par toutes les personnes qui les observent.

Le 29, madame Cousin dit qu'elle a cessé de voir un grand cercle blanchâtre autour d'une chandelle allumée, et qu'elle la mouche avec toute la facilité désirable, ce qu'elle ne pouvait faire avant le traitement. Elle dit encore avoir très-bien ravaudé un bas, dont elle a parfaitement distingué toutes les mailles.

Le 4 septembre, madame Cousin dit qu'elle monte et descend l'escalier sans être obligée de prendre la balustrade, de laquelle il lui était impossible de se passer depuis plus de huit mois.

Le 7, madame Cousin déclare que, le soir à la lumière d'un flambeau, elle coud et enfile son aiguille avec toute la facilité désirable, et que sans le moindre tâtonnement elle peut moucher sa chandelle, sur laquelle elle pose l'éteignoir avec la plus grande assurance.

Le 15 septembre, madame Cousin est on ne peut plus satisfaite de l'état actuel de sa vue.

Le 20, madame Cousin a reçu une lettre de Nantes, qui la rassure entièrement sur l'avenir; car la parente qui lui écrit a vu le docteur Danilo, qui se félicite de l'amélioration progressive de ses moyens visuels, quoique depuis onze mois il ait cessé le traitement de ses cataractes.

Le 27, madame Cousin dit que la veille, dans la soirée, elle avait enfilé des aiguilles anglaises avec de la soie très-fine, et qu'elle avait eu la même facilité qu'avant sa maladie.

Le 28, madame Cousin est satisfaite de l'état de sa vue. Trois membres de sa famille, qui formaient une opposition assez vive contre mon traitement, se sont enfin rendus à l'évidence. Mais le quatrième, que j'aurais dû placer en première ligne par le rang qu'il occupe, se trouvant dans l'impossibilité de nier le résultat obtenu dans la vision de la malade, se console de s'être trompé en prédisant le retour de la maladie. On voit qu'il est des gens qui ne se tiennent jamais pour battus, et qui, pour soutenir leur opinion, ne craignent pas de torturer les malades en leur inspirant des craintes sur l'avenir.

Le 3 octobre, M. Cousin assista au pansement de madame son épouse: il convint de bonne grâce du bien que cette dame avait obtenu par mon traitement; mais il me posa plusieurs questions pour s'assurer de la permanence de la vision de son épouse, je répondis à toutes ses questions d'abord par les préceptes et ensuite par des exemples faciles à vérifier; il est probable que cette manière de répondre entraîna sa conviction, puisqu'il me pria de lui donner un conseil sur une affection chronique précédemment traitée par nos sommités médicales et chirurgicales.

Le 18 octobre, nous cessons le traitement; madame

Cousin est de plus en plus satisfaite de l'état de sa vue ; la cataracte de l'œil droit est entièrement guérie, cet œil est aussi clair que s'il n'avait jamais *été cataracté*.

La cataracte de l'œil gauche offre un ton bleu céleste, au lieu d'une couleur blanchâtre qu'il présentait avant le traitement. La différence de couleur est tellement tranchée, que toutes les personnes qui observent les yeux de cette dame sont forcées de convenir de l'action que mon traitement exerce sur cette maladie. Il faut, pour être vrai, dire que la vision que cet œil a récouvrée est plus nuisible qu'utile à la malade, *à cause de l'inégalité des axes*. Nous pensons qne l'habitude fera disparaître ce phénomène, dont madame Cousin se plaint beaucoup moins depuis quelques jours.

Le 3 janvier 1834, madame Cousin me fit une visite. Pour m'assurer de l'état de sa vue, je lui présentai *en face du jour* un imprimé en caractères *parisienne :* elle en fit la lecture avec autant de promptitude et de rapidité qu'une personne de 15 ans, jouissant de la vue la plus parfaite.

XC^e Observation. — Mme LECLERC, *rentière, rue Saint-Claude, au Marais, n.* 20.

(Cataracte complète à l'œil droit ; cataracte lenticulaire à l'œil gauche ; guérison de cette dernière.)

—

La malade, âgée de 70 ans, constitution nerveuse et sanguine, se présente à la visite du 21 août 1834, avec une cataracte complète à l'œil droit, et une cataracte lenticulaire bien formée à l'œil gauche.

La malade se conduit sans secours étrangers ; elle lit encore des caractères de moyenne grosseur ; mais elle dit que sa vue baisse tous les jours, et que tous les objets sont recouverts d'un voile.

L'œil droit distingue le jour de la nuit. La cataracte droite est gris-de-perle ; la gauche est gris-bleu uni. L'iris de l'œil gauche conserve l'intégrité de ses mouvemens. Celui de l'œil droit n'obéit que d'une manière très-imparfaite à l'influence des rayons lumineux.

Pendant les mois d'août et de septembre, madame Leclerc ne m'indique aucune modification importante dans ses fonctions visuelles.

Le 2 octobre, madame Leclerc dit avoir été au spectacle,

et avoir supporté sans fatigue l'action de la lumière, qu'elle ne pouvait supporter avant le traitement.

Du 3 au 21 octobre, madame Leclerc est contente de l'état de sa vue et de celui de sa santé.

Examiné avec une bonne loupe, l'œil gauche ne présente aucune apparence de cataracte. La vision de cet œil est aussi bonne qu'il soit permis de l'espérer à 70 ans. En conséquence, madame Leclerc cesse son traitement le 25 du mois d'octobre.

XCI[e] Observation.—Mme PÉRIGOT, *propriétaire à Annette, canton de Claye, département de la Marne.*

(Cataracte complète à l'œil droit ; cataracte capsulo-lenticulaire très-avancée à l'œil gauche ; amélioration de la vue.)

La malade, âgée de 76 ans, bonne constitution, se présente à ma visite du 22 août 1834, accompagnée de M. Devilly, son gendre, dessinateur à la manufacture de porcelaines de Sèvres.

Nous reconnaissons que la vision de l'œil droit est entièrement perdue, et que l'œil gauche juge les couleurs, qu'il connaît les cartes, en les plaçant de manière qu'elles soient vues du côté opposé à la fenêtre qui éclaire l'appartement.

La malade ne peut connaître une lettre du mot *planche*,

imprimé en capitales de dix-huit lignes de hauteur. Du reste, elle n'a pas assez de vue pour diriger ses pas.

La cataracte droite offre un ton gris-marbré. La gauche est couleur d'albumine.

Le 26 août, la malade dit qu'elle distingue mieux les traits de la personne qui lui sert de guide, et qu'en général sa vue est moins brouillée; elle nomme le P, l'A, l'N et l'H du mot *planche*, et reconnaît la valeur de toutes les pièces de monnaie que je lui présente; enfin elle connaît les cartes à un pied de distance, et dans toutes les positions où je les lui présente.

Le 6 septembre, en présence de son mari, madame Périgot indique sans hésitation la valeur de toutes les pièces de monnaie. Elle nomme rapidement et sans commettre d'erreur dix cartes que je lui avais mises dans les mains. Ces deux épreuves obligent l'incrédule époux de convenir que notre malade voit mieux maintenant que lorsqu'elle se confia à mes soins; car il se rappelle très-bien qu'elle était dans l'impossibilité de connaître les pièces de monnaie.

Le 12, M. Devilly étudia l'état physique des cataractes de madame sa mère, et il déclara que l'opacité était beaucoup moins prononcée. On doit, je pense, s'en rapporter au jugement de M. Devilly, qui s'est toujours occupé de peinture, et qui travaille tous les jours sur les porcelaines de Sèvres, dont nous admirons la beauté et la délicatesse des nuances.

Le 21 septembre, madame Périgot cesse son traitement, parce qu'elle éprouve le besoin de revoir son pays. Cette cessation anticipée peut devenir très-préjudiciable à cette dame; mais elle ne peut continuer ce traitement, par la crainte de tomber malade à Paris. D'ailleurs, me dit-elle, vous m'avez rendu assez de vue pour me conduire à la campagne, et même pour faire une partie de cartes, ce dont *je me contente pour le moment.*

****

XCIIe Observation. — M. BROOKE, *Irlandais, actuellement à Paris, hôtel de Wagram, rue de la Paix.*

(Cataracte complète à l'œil gauche ; cataracte lenticulaire bien formée à l'œil droit ; guérison de cette dernière.)

—

Le malade, âgé de 62 ans, blond, bonne constitution, se présente à ma visite du 23 août 1834, porteur de deux cataractes inégales constatées par M. le professeur Roux, qui lui délivra, la consultation que nous transcrivons littéralement.

« Le malade que m'adresse M. Ogrady a deux cataractes » fort belles : l'une, celle de l'œil gauche, est presque entiè- » rement arrivée à son terme ; l'autre, celle de l'œil droit, est » seulement assez avancée pour qu'on puisse affirmer qu'elle » existe. *On ne peut rien faire pour en arrêter les progrès ; et* » *l'on ne pourra songer à l'opération que lorsque le malade* » *ne pourra plus que distinguer le jour d'avec la nuit.* Ce sera » probablement au printemps prochain, à moins qu'il n'ait le

» désir d'être opéré à gauche, seulement dans le cours de » l'automne qui vient, c'est-à-dire au mois d'octobre.

» Paris, le 4 août 1834.

» Roux. »

M. Brooke se conduit avec assez de hardiesse ; mais à l'œil nu il ne peut lire que le titre des journaux. La cécité de l'œil gauche est complète. Le malade dit qu'une sangsue posée à l'angle externe de cet œil amena une ophthalmie des plus intenses, qui détruisit complètement ses fonctions visuelles.

Les iris conservent leurs mouvemens de resserrement et de dilatation, et cependant je suis fondé à croire que le nerf optique est frappé de paralysie, puisque j'ai rencontré un grand nombre de cataractes beaucoup mieux formées sur des sujets qui distinguaient parfaitement les couleurs et la forme des gros objets.

Pendant la première quinzaine du traitement, M. Brooke ne m'indique aucun changement dans l'état de sa vue.

Le 12 septembre, M. Brooke me dit que, « si Dieu m'a donné » la faculté d'être utile à mes semblables ; c'est la Providence » qui lui a inspiré l'idée de venir réclamer mes soins, puisque, » dit-il, *mes yeux marchaient de la vie à la mort ;* et que » *maintenant ils marchent de la mort à la vie.* »

Le 16, le malade m'a dit avoir écrit à son banquier de Londres pour lui faire part de son état actuel, et le prier de chercher l'occasion d'en prévenir le duc de Sussex, afin qu'il ne tente l'opération chirurgicale que dans le cas où mon traitement ne réussirait pas à lui rendre la vue.

Le 23 septembre, M. Brooke a lu en ma présence, et sans

lunettes, les caractères *cicéro*, *philosophie* et *petit-romain interlignés et non interlignés*. J'avoue que cette expérience dépassa mon espoir, puisque je lui présentai d'abord les caractères *gros-canon* avec une sorte de défiance, craignant qu'il n'eût point encore recouvré assez de moyens visuels pour lire couramment ce caractère.

Du 24 au 31 septembre, M. Brooke ne nous indique aucun changement dans l'état de sa vue.

Du 1er au 5 octobre, les deux cataractes suivent une marche décroissante très-active, et cependant la vision de l'œil gauche ne fait aucun progrès.

Le 6 octobre, je joignis à ma méthode la cautérisation syncipitale, préconisée par le docteur Gondret contre la paralysie du nerf optique. Cette médication ne nous ayant donné aucun résultat satisfaisant, nous nous décidâmes, après un mois consécutif, à en discontinuer l'usage.

Le 3 novembre, M. Brook a lu sans lunettes les caractères *cicéro*, et avec des lunettes il a lu avec la plus grande facilité les caractères *parisienne*, c'est-à-dire les plus fins que nos typographes aient encore mis en usage.

Le 5 novembre, M. le docteur *Bourgeot-St-Hilaire* examina les yeux de ce malade, avec lequel il échangea quelques mots en anglais. Ce jeune confrère partagea mon avis sur la complication de la cataracte de l'œil gauche, qui lui sembla trop peu avancée pour lui attribuer l'entière cécité de cet œil.

M. Brook lut en notre présence et sans lunettes les caractères *philosophie* et les caractères *parisienne*, en se servant de ses lunettes. M. *Bourgeot* trouva la cataracte de l'œil droit infiniment légère, et pronostiqua une guérison très-prochaine, d'après le rapport qu'il reçut du malade sur la grande amélioration de ses moyens visuels.

Du 6 au 30 novembre, le malade est on ne peut plus satisfait de la manière dont il voit les objets; il se rend tous les 8 ou 10 jours chez M. Chevalier, opticien, tour de l'Horloge, n. 1, qui veut bien prendre la peine d'étudier la marche décroissante de l'opacité, et qui chaque fois en indique positivement les modifications. Ce savant ingénieur mérite un juste tribut d'éloges et de reconnaissance par les soins qu'il apporte à l'étude de cette maladie.

Pendant le mois de décembre, la vision de M. Brook suit une marche ascendante lente, mais progressive.

Le 13 janvier 1835, M. Brook a lu en ma présence et sans lunettes plusieurs paragraphes en caractère petit-texte. Cette remarque est de la plus haute importance, car depuis bien des années ce malade ne pouvait se passer de lunettes.

Le 31 janvier, M. Brook me prie de lui continuer mes soins, parce qu'il croit que la vision de son œil gauche s'améliore, et que celle de l'autre œil se fortifie.

Le 5 février, M. Bailly de Blois accompagna le malade dans mon cabinet de consultations : ce confrère étudia soigneusement l'état des yeux, et trouva une légère teinte grisâtre du cristallin droit, peu marquée, à la vérité, et ne gênant aucunement le phénomène de la vision. La cataracte de l'œil gauche offre un ton azuré quand on présente l'œil à une vive lumière.

Nous avons lu cette observation en présence du docteur et du malade, qui en a approuvé tous les détails.

M. Brook veut encore continuer un traitement auquel il attribue non seulement le retour de sa vue, mais l'excellente santé dont il jouit.

XCIII[e] OBSERVATION.—M. DUBUC-DUFÉRÉ, *propriétaire à la Martinique.*

(Deux cataractes lenticulaires très-avancées ; grande amélioration de la vue.)

—

Le malade, âgé de 69 ans, constitution athlétique, se présente à ma visite du 23 août 1834, accompagné de M. Hostin (1), son compatriote et son ami.

Le malade se conduit sans guide ; mais il faut ajouter qu'il lui arrive de heurter les obstacles, et de faire des chutes qui peuvent lui devenir funestes ; car dans l'état actuel il a une grave contusion au poignet gauche, et une autre à la partie latérale externe de la poitrine.

Dans un jeu de cartes, M. Duféré confond les *cœurs* avec les *carreaux ;* et les *trèfles* avec les *piques,* il lit péniblement un mot en caractère *double de fonte*, c'est-à-dire ce qu'il y a de plus gros en caractères *d'affiches*.

C'est en présence de M. *Hostin* que nous fîmes les expériences sus-indiquées.

(1) Rue d'Hanovre, n. 5.

Les cristallins sont couleur d'albumine ; les pupilles sont étroites et les mouvemens de l'iris très-bornés. Nous constatâmes, avec M. Hostin, que son ami ne voyait pas mieux les cartes en face qu'en tournant le dos à la fenêtre qui éclaire l'appartement.

M. Dubuc est myope depuis sa naissance.

Le malade accuse une sensation pénible quand ses yeux sont frappés par une lumière active.

Le 29 août, en fixant une bougie allumée, M. Dubuc n'éprouve aucune sensation pénible.

Le 4 septembre, M. Dubuc m'a dit que pour la première fois *il voyait que j'avais deux yeux*.

Le 7, le malade m'a dit qu'il voyait très-bien les marches, et qu'il ne tâtonnait plus en descendant une rampe.

Le 15, en présence de M. Hostin, le malade a lu un paragraphe en caractère *petit parangon ;* cette épreuve, qui me vaut les félicitations de M. *Hostin*, ne paraît faire aucune sensation au malade.

Le 27, dans la soirée, M. Dubuc a fait sa partie d'écarté avec toute la facilité désirable.

Le 28, le malade a vu deux bustes placés sur une bibliothèque de sept pieds de hauteur : pour la première fois il marque la satisfaction qu'il éprouve.

Du 9 au 19, amélioration lente, mais soutenue.

Le 2 octobre, M. Dubuc a lu plusieurs phrases manuscrites.

Du 3 au 31, le malade n'indique aucun changement notable dans l'état de sa vue.

Le 8 octobre, M. Dubuc peut lire son écriture.

Le 20, ayant jugé l'opacité du pourtour des lentilles assez diminuée pour donner au malade la faculté de lire, je me déterminai à élargir les pupilles en agissant sur l'iris au moyen de l'extrait aqueux de belladone; le lendemain de cette médication, M. Dubuc lisait pendant plusieurs heures de suite, et sans fatigue, les caractères les plus fins. Il serait heureux pour le malade si les membranes flottantes, destinées par la nature à mesurer la quantité de rayons de lumière qui sont utiles au phénomène de la vision, restaient toujours dans l'état où les place momentanément l'action de l'extrait aqueux de belladone; car ces tissus ont contracté l'habitude de se resserrer sous l'influence du soleil des tropiques, que M. Dubuc a affronté sans précaution pendant plus de 40 ans qu'il a été planteur à la Martinique.

Le 21 novembre, le docteur *Pène* étudia les cataractes de ce malade, et fut surpris quand je lui fis remarquer que l'œil droit, plus transparent que l'autre, n'avait pourtant pas assez de vue pour lire, tandis que le gauche, beaucoup plus opaque, donnait à M. Dubuc la faculté de lire couramment les caractères les plus fins.

Du 22 au 31, le malade est content de sa vue; il lit pendant plusieurs heures du jour et de la nuit; mais il est nécessaire d'élargir les pupilles avec l'extrait *aqueux de belladone.*

Du 1er au 27 décembre, M. Dubuc est dans le même état: il continue à lire pendant plusieurs heures, en élargissant ses pupilles *avec la belladone.*

Le 28, M. Dubuc cesse le traitement. Il faut noter que ce malade ne s'est jamais imposé la plus légère privation pendant tout le cours de son traitement; il a suivi son régime ordinaire, en disant qu'il était *à sa douzième heure, et que, s'il devenait aveugle, comme je le pronostiquais, il se ferait sauter la cervelle.* Chaque fois que je lui prescrivais quelque chose d'utile, j'obtenais la même réponse; et pourtant on m'apprend que M. Dubuc est assez injuste pour faire peser sur moi les fautes qui lui sont propres.

Le 7 février 1835, M. Hostin me dit qu'il était prêt à signer de l'une et de l'autre main tout le bien que j'avais fait à son ami, « auquel, dit-il, je reproche dans toutes les occasions son injustice et son ingratitude. »

« Au surplus, ajouta M. Hostin, Dubuc lit plusieurs journaux français et anglais; il prolonge ce travail très-avant dans la nuit, malgré les conseils que moi et d'autres amis ne cessons de lui donner. »

Quelques lecteurs trouveront sans doute qu'il était inutile d'entrer dans tous les détails qui précèdent; mais d'autres en comprendront la nécessité : car on rencontre quelquefois dans le monde certains individus assez peu raisonnables pour se plaindre d'un médecin, quand le médecin, au contraire, devrait se plaindre de leur indocilité.

En résumé, les cataractes de ce malade ne sont pas entièrement résorbées; mais sa vision est aussi bonne qu'à aucune époque de sa vie. Seulement il est utile de dilater les pupilles, qui ont contracté l'habitude de se resserrer sous l'influence du soleil brûlant des tropiques.

XCIVe Observation. — M. le comte de BONDY, *pair de France, membre du conseil d'état.*

(Cataracte lenticulaire très-avancée à l'œil droit ; amélioration : cataracte capsulo-lenticulaire commençante à l'œil gauche ; guérison.)

—

Le malade, âgé de 69 ans, bonne constitution, se présente à ma visite du 2 septembre 1834, porteur de deux cataractes inégales.

La cataracte droite est couleur gris-cendré uni, la gauche offre un ton albumineux coupé par des stries grisâtres.

Avec l'œil droit de M. Bondy peut lire quelques mots imprimés en capitales de 18 lignes de hauteur.

Aidé d'une lunette, l'œil gauche laisse à M. de Bondy la faculté de lire et d'écrire, mais cette aptitude diminue progressivement, et l'organe se fatigue après une courte application.

Quand M. de Bondy observe certains objets, il les voit doubles. Cette diplopie est plus tranchée le soir à la lumière, et particulièrement au théâtre, où le malade voit toujours deux acteurs, quoiqu'il n'y en ait qu'un sur la scène.

Le 9 septembre, M. de Bondy croit que ses moyens visuels suivent une marche ascendante, puisqu'il a écrit pendant plusieurs heures de suite sans éprouver de fatigue dans l'œil.

Le 13, avec son œil droit seulement, M. de Bondy a lu plusieurs articles imprimés en caractères de 4 lignes de hauteur, et je puis affirmer qu'il a fait cette lecture avec plus de facilité qu'il n'en avait dix jours auparavant pour lire les grosses capitales.

Le 20, M. de Bondy m'a dit avoir été au spectacle, et s'être assuré que sa diplopie n'existait plus. Il dit aussi que les lumières n'ont point fatigué ses yeux, et qu'il est satisfait, de cette épreuve.

Après quelques jours de suspension, M. le comte de Bondy revient à la visite le 14 du mois d'octobre; il croit que sa vue est plus ferme et plus nette qu'avant le traitement.

Le 19 octobre, après un sérieux examen, je déclarai à M. de Bondy qu'il m'était impossible de retrouver la plus légère trace de cataracte dans son œil gauche, et que cet œil était entièrement guéri; qu'en conséquence il pouvait sans crainte de récidive abandonner le traitement.

XCV^e Observation. — M. DARTOIS, *curé, desservant la paroisse Saint-Germain, à Rennes.*

(Cataracte complète à l'œil gauche; cataracte capsulo-lenticulaire très-avancée à l'œil droit; guérison de cette dernière.)

—

Le malade, âgé de 45 ans, brun, bonne constitution, se présente à la visite du 3 septembre 1834, porteur de deux cataractes inégales, constatées par les docteurs Pinon et Duval de Rennes.

Avec l'œil gauche, le malade reconnaît les couleurs. L'œil droit conserve la faculté de lire quelques lignes, étant armé d'une forte lunette; mais il est indispensable que le malade soit dans un lieu peu éclairé, qu'il tourne le dos à la fenêtre qui éclaire l'appartement, et qu'il concentre les rayons de lumière en dirigeant sa vue dans un tube qu'il a contracté l'habitude de faire en pliant les doigts contre la paume de sa main. Malgré ces isolateurs, M. Dartois voit les caractères blanchâtres qui paraissent se décomposer après une courte application. Il faut noter que le malade se conduit sans secours étrangers.

La cataracte gauche est gris-cendré uni. La droite est couleur d'albumine striée.

Le 10 septembre, M. Dartois dit qu'étant à la messe, il s'est aperçu d'une aptitude inusitée à lire son livre de prières;

mais qu'il avait d'abord pensé que le lieu où il était, étant éclairé par la partie supérieure, lui donnait cette faculté. Toutefois, ayant renouvelé dans sa chambre l'épreuve sus-indiquée, il s'est convaincu de l'amélioration de sa vue, amélioration qu'il veut bien attribuer à ma méthode. Cependant, et quoique l'œil gauche ressente aussi le bienfait du traitement, puisqu'il distingue plus nettement la forme de certains objets, M. le curé attend de nouvelles épreuves pour en faire part à ses amis de Rennes.

Le 12 septembre, M. Dartois a pu lire quelques paragraphes de son livre de prières sans être obligé de resserrer les rayons au moyen du tube qu'il faisait avec sa main ; il m'a dit qu'il voyait mieux et de plus loin la couleur des vêtemens des promeneurs, et qu'il avait écrit à un ami, qui jugerait sans doute de l'amélioration de sa vue en voyant la régularité des lignes qu'il lui adresse.

Le 14, M. Dartois dit avoir la certitude de l'amélioration qu'il a obtenue dans la vision, car, malgré les expériences péremptoires qu'il avait faites le 10 et le 12 du courant, il ne pouvait se persuader de la permanence d'un pareil résultat, et il penchait à attribuer ce changement à une modification fortuite du cerveau plutôt qu'à la méthode à laquelle il s'est soumis.

Le 17, M. Dartois dit avoir lu son bréviaire sans isoler les rayons lumineux au moyen du tube qu'il formait avec la main, et avoir distingué les caractères beaucoup plus nettement ; enfin il dit que sa vue lui permet de lire les affiches, et qu'il supporte sans douleur l'action de la plus vive lumière.

Le 19, M. Dartois m'a informé qu'il allait écrire à un de ses confrères de Rennes pour lui faire part de l'amélioration de sa vue, et l'engager à ne pas différer plus long-temps son voyage à Paris.

Du 20 au 30 septembre, M. Dartois ne nous indique aucun changement notable dans sa vision.

Le 2 octobre, M. Dartois dit qu'hier et aujourd'hui il a lu la messe sans isoler les rayons lumineux. Il dit aussi avoir écrit une longue lettre, qu'il a lue sans difficulté, ce qu'il ne pouvait faire avant le traitement.

Le 9 octobre, M. Dartois dit avoir écrit trois lettres à ses amis de Rennes, et les avoir lues avec toute la facilité désirable.

Du 10 au 21, M. Dartois est très-content de la vision de son œil droit; cet œil nous paraît être dans son état normal; le gauche n'a fait aucun progrès: la cataracte nous paraît être dans l'état où nous la vîmes pour la première fois.

Le 22 octobre, M. le docteur *Récamier* a étudié l'état actuel des yeux de ce malade, auquel il a déclaré que l'œil droit ne présentait aucune apparence de cataracte.

M. Dartois m'a déclaré que le professeur *Récamier* lui avait fait une série de questions, relatives à la situation de sa vue quand il se confia à mes soins, et qu'il lui avait demandé quels étaient les moyens que je mettais en usage.

Le 26 octobre, M. Dartois me remercie de mes soins, et retourne dans son pays, entièrement satisfait de l'état actuel de sa vue.

« Rennes, le 7 décembre 1834.

» Monsieur le docteur,

» Je vous remercie bien cordialement de toutes les bontés que vous avez eues pour moi pendant les sept semaines passées auprès de vous : *l'amélioration réelle et sensible* que je dois à votre *traitement continue*, et j'espère qu'elle ira toujours croissant. Parmi quelques médecins de notre ville, quelques-uns ne trouvent point d'amélioration dans ma vue; *quelques autres, qui la reconnaissent, voudraient en trouver une cause étrangère à votre traitement;* d'autres ne veulent examiner mes yeux qu'après avoir lu votre *Mémoire sur la cataracte.*

» Votre très-humble serviteur,

» Dartois, curé de Saint-Germain,

» chanoine honoraire. »

On voit, par le fragment de la lettre de M. Dartois, que mes confrères de Rennes sont peu d'accord sur le résultat obtenu. Ce désaccord prouve deux choses : *ignorance* ou *mauvaise foi.*

XCVI^e Observation. — M. BÉNESSON.

(Cataracte complète à l'œil droit; légère amélioration de la vue; cataracte lenticulaire très-avancée à l'œil gauche; guérison.)

Bénesson, cuisinier chez Grignon pendant 20 ans, fut dans l'obligation forcée de cesser son emploi pour prendre celui de portier rue de Cléry, n. 82, en attendant que ses cataractes fussent complètes, pour courir ensuite les chances de l'opération chirurgicale, d'autant plus redoutable pour lui, que l'un de ses frères est à peu près aveugle, après avoir été opéré à l'hôpital de la Charité.

Le malade se conduit avec la plus grande hésitation; il voit les cartes, et nomme quelques grosses capitales à une lumière crépusculeuse. Il dit que la lumière lui cause des douleurs intolérables dans l'œil gauche, et qu'il perd le peu de vue qui lui reste, quand il est au soleil.

L'œil droit n'aperçoit aucun objet; il peut fixer le soleil sans éprouver de sensation pénible. La cataracte est gris de cendre; elle paraît aussi intense au centre qu'au pourtour de la pupille.

La cataracte gauche est couleur d'albumine, plus marquée au centre qu'à la circonférence de la lentille.

Le 15 septembre, Bénesson m'a déclaré que sa marche était plus assurée, et que le soleil lui faisait moins de mal à l'œil gauche.

Du 16 au 30, Bénesson est content de l'état de sa vue : il dit lire les affiches, et voir les personnes à plus de cent pas de distance.

Le 10 octobre, Bénesson lit, en ma présence, des caractères *saint-augustin* de l'imprimerie de Gando.

Le 25, Bénesson affirme que son œil droit est très-sensible à la lumière, et qu'il distingue les couleurs vives.

Le 30, Bénesson dit qu'il se conduit avec autant de hardiesse qu'avant sa maladie, et qu'il reconnaît les individus à plus de 30 pas.

Le 8 novembre, le docteur Pène, de Nancy, étudia les yeux de ce malade, qui, en notre présence, lut rapidement plusieurs paragraphes en caractères *philosophie*.

Du 9 au 30, Bénesson est content de l'état de sa vue, qu'il dit se raffermir tous les jours.

Pendant le mois de décembre, le docteur Pène examina souvent les yeux de ce malade, et, chaque fois qu'il les observa, il annonça une grande diminution de l'opacité.

Le 3 du même mois, je donne congé à Bénesson. Le cristallin gauche n'a pas repris sa transparence primitive, mais la vision est aussi bonne qu'il est raisonnable de le désirer quand on a passé vingt ans au feu des fourneaux.

Au reste, le malade est parfaitement satisfait de sa situation, qu'il compare souvent avec celle de son malheureux frère, dont la vue est à peu près éteinte par suite de l'opération chirurgicale.

XCVII^e. Observation. — M. MACÉ (victor).

(Deux cataractes lenticulaires bien formées; guérison.)

—

Le sieur Victor Macé, âgé de 61 ans, blond, bonne constitution, demeurant rue du Faubourg-St-Denis, n. 117, se présente à la visite du 6 septembre, porteur de deux cataractes lenticulaires bien formées.

Le malade se conduit sans secours étrangers ; il lit péniblement quelques lignes imprimées ; mais il lui est impossible d'enfiler une aiguille, puisqu'il en voit quatre à la fois. Il dit que son horizon se rapproche de jour en jour, que l'objet qu'il observe est multiplié et recouvert d'un voile qui s'épaissit graduellement.

La couleur des cataractes est gris cendré uni ; la matière cataractante, disposée d'une manière uniforme, ne me permet pas d'établir de différence entre l'opacité des lentilles.

Le 11 septembre, le malade dit avoir pu enfiler une aiguille avec toute la facilité désirable, le phénomène d'optique qui multipliait les objets ayant entièrement disparu.

Le 19, M. Macé affirme que la vision de son œil droit est dans son état naturel, et que celle de l'œil gauche, quoique beaucoup meilleure qu'avant le traitement, est cependant encore un peu brouillée. Du reste, le malade dit qu'avec les deux yeux il distingue parfaitement les objets, et qu'il ne les voit plus multipliés, comme il les voyait quand il vint réclamer mes conseils et mes soins.

Du 20 au 30 septembre, le malade est on ne peut plus satisfait de sa vue.

Pendant le mois d'octobre, le malade est inexact, il dit que sa vue est bonne, et ne se plaint que d'un léger nuage placé devant l'œil gauche ; le droit voit comme dans l'état normal.

Pendant le mois de novembre, Victor Macé se rend à la

visite avec assez d'exactitude; il est content de sa vue, qu'il dit être aussi bonne qu'avant sa maladie, et le 29 il cesse le traitement.

XCVIIIe OBSERVATION. — Mme BASSET, *propriétaire, rue Saint-Jacques, n.* 59.

(Cataracte complète à l'œil gauche; cataracte lenticulaire à l'œil droit; guérison de cette dernière.)

—

La malade, âgée de 68 ans, brune, forte constitution, se présente à ma visite du 11 septembre 1834, avec deux cataractes inégales, constatées par M. le docteur Hauregard, son médecin ordinaire, Galtier, et le professeur Roux, qui devait opérer la cataracte gauche dans le courant du mois d'octobre suivant.

Avec l'œil gauche madame Basset ne distingue aucun objet.

L'œil droit conserve la faculté de lire, mais il se fatigue par une courte application; la malade dit que sa vue baisse tous les jours, et que son horizon se rapproche d'une manière effrayante. C'est avec des verres n° 9 que madame Basset peut encore lire quelques articles de journal.

La pupille gauche est gris cendré, entrecoupée par des stries d'une couleur moins terne; la droite offre un ton albumineux également disposé; du reste, la malade ne peut nous indiquer aucune des causes prochaines ou éloignées de ses cataractes.

Elle croit voir devant son œil gauche des lambeaux de toiles d'araignée, qui suivent les mouvemens de cet œil; cette hallucination existe depuis près de trois ans. Madame Basset dit qu'elle est dans l'impossibilité de lire, étant éclairée par la lumière artificielle, quelle que soit son intensité.

Le 22, madame Basset dit que la veille elle avait lu, pendant plus de deux heures, les œuvres de Bernardin de Saint-Pierre, et qu'elle avait fait cette lecture étant éclairée par une bougie; cette épreuve est on ne peut plus importante pour la malade, car, pendant plus de deux ans, elle était, comme nous l'avons remarqué, dans l'impuissance de lire à la lumière artificielle.

Du 23 au 30 septembre, madame Basset est satisfaite du service que lui rendent ses yeux.

Le 4 octobre, madame Basset dit avoir lu pendant plusieurs heures de suite.

Du 5 au 11, madame Basset affirme que sa vue s'améliore tous les jours; elle supporte la lumière avec moins de peine, et peut lire facilement étant éclairée par une seule bougie.

Du 5 au 15, amélioration lente, mais soutenue.

Le 16, madame Basset eut l'imprudence de s'exposer pendant plusieurs heures à une température froide, qui supprima la transpiration, et causa une *ophthalmie* assez intense pour exiger une large évacuation sanguine.

Le 3 novembre, la malade se décide à supporter une large saignée, que je proposais depuis quelques jours, et qu'elle renvoyait toujours au lendemain. Cette évacuation produisit tout l'effet que j'en attendais, puisque la phlegmasie fut détruite.

Le 6 novembre, M. le docteur Pierre, ex-médecin au Val-de-Grâce, étudia l'état actuel de madame Basset, et reconnut la guérison de la cataracte de l'œil droit.

Le 8 novembre, madame Basset m'a dit que son horizon s'était éloigné de telle sorte, qu'elle distinguait les objets à une grande distance. Pour me donner une idée de la portée de sa vue, cette dame m'indique les croisées des maisons les plus éloignées de la sienne, en m'assurant qu'elle voyait très-bien les personnes qui s'y trouvaient, et qu'elle distinguait leurs costumes.

Le 9, madame Basset m'a dit que, malgré l'opposition de sa famille, elle était entièrement satisfaite du service que je lui avais rendu, et que j'étais assuré d'avoir acquis son estime et sa confiance.

En examinant l'état de ses cataractes, à l'aide d'une bonne loupe, j'ai reconnu une petite ligne grisâtre placée à la partie latérale interne de la capsule cristalline. J'ai la certitude que cette très-légère fraction de matière cataractante sera entièrement résorbée dans l'espace de quelques jours. L'œil gauche distingue maintenant les gros objets ainsi que les couleurs et les cartes; mais il les voit à quatre ou cinq pouces de distance. Le signe objectif indique une très-grande résorption de la matière albumineuse, puisque la lentille offre une belle couleur céleste.

Le 10, madame Basset me remercie de mes soins; satisfaite de son état actuel, elle n'en désire que la continuation. Nous pensons que ses vœux seront exaucés, puisque tous les malades qui ont reçu nos soins affirment que leur vue s'améliore à mesure qu'ils s'éloignent de l'époque où nous avons cessé le traitement.

Le 9 décembre, madame Basset m'a fait une visite; elle m'a dit être contente de sa vue. Ainsi que je l'avais prévu lors de la cessation du traitement, la petite strie albumineuse de la capsule cristalline est entièrement résorbée.

XCIX[e] Observation. — M. POIRIER DE NARÇAY.

(Deux cataractes congéniales complètes; amélioration.)

Le malade, âgé de 15 ans, constitution éminemment nerveuse, me fut amené par son père et sa mère, le 16 du mois de septembre 1834. La situation de ce jeune malade ne présentant que peu de chances favorables à l'action de mes moyens thérapeutiques, je refusai d'entreprendre le traitement, et conseillai aux parens d'avoir recours à l'opération chirurgicale.

Le 18, on me ramena le sujet, en me priant d'essayer ma méthode, avec promesse de ne me faire aucun reproche si elle ne produisait aucun changement favorable dans la situation des cataractes, que tous les chirurgiens distingués de la capitale se sont refusés à opérer.

Cependant M. le professeur Marjolin pense que l'opération par abaissement peut être pratiquée sans danger.

Les yeux sont dans un état continuel d'agitation qui les porte alternativement de haut en bas, de bas en haut, de droite à gauche et de gauche à droite.

Les pupilles, extrêmement larges, laissent à découvert les deux lentilles entièrement opaques. La cataracte gauche est couleur de plâtre, et peut être comparée, *n'en déplaise à M. Sichel, à une pastille de guimauve.*

La cataracte de l'œil droit paraît un peu moins épaisse au pourtour qu'au centre de la lentille.

Cet œil distingue les couleurs, mais il ne peut connaître les cartes.

L'œil gauche n'a jamais vu la lumière.

Le 24 septembre, le père du malade assure qu'avec son œil gauche il a bien jugé les couleurs; à l'instant même j'ordonne à mon client de placer sa main sur son œil droit pour m'assurer de l'exactitude de l'observation de M. de Narçay, et j'acquiers la certitude que l'observation avait été faite consciencieusement.

Le 25, le malade nomme toutes les cartes que je soumets à son examen.

Nous avons remarqué avec plaisir que les mouvemens insolites des yeux étaient beaucoup moins appréciables.

Le 2 octobre, le jeune malade a vu l'heure et les minutes sur le cadran de la montre de son père. Le même jour, il a fait à plusieurs reprises le tour de notre petit jardin, et sa marche nous a paru ferme et assurée.

Le 3 octobre, les mouvemens de l'iris sont très-appréciables.

Ces membranes obéissent maintenant à l'action de la lumière; les yeux sont moins convulsés.

Cette remarque est on ne peut plus importante, puisqu'elle indique la rupture des adhérences, et présage le succès de l'opération chirurgicale, si, comme nous le pensons, elle devient indispensable pour rendre à cet intéressant malade les moyens visuels qui lui sont nécessaires pour faire son éducation.

Du 4 au 24, les yeux sont moins convulsés, les iris sont mobiles, et l'opacité paraît moins intense, surtout dans le cristallin droit.

Le 27, le malade a vu l'heure et les minutes sur le cadran d'une montre dont les aiguilles et les chiffres sont extrêmement fins.

Malgré les changemens favorables que nous avons indiqués dans la vision de notre jeune malade, nous persistons à croire que l'opération chirurgicale sera l'unique moyen de guérison.

Du 28 octobre au 22 novembre, nous continuons le traitement.

Le 23, j'engage madame de Narçay à cesser le traitement, et à attendre la belle saison pour faire opérer son enfant.

Cette observation prouve l'action de ma méthode; mais elle démontre aussi l'oblitération des vaisseaux qui, partant de la capsule, portent la vie dans le cristallin et entretiennent sa transparence.

J'ai donc eu raison de dire, dans ma préface, que l'opération était la seule ressource de l'infortuné chez lequel la cataracte était complète.

Mais dans ces cas ma méthode est encore utile, puisqu'elle

prépare le malade à supporter l'opération chirurgicale, dont elle assure le succès.

C^e Observation. — Mme POIRIER DE NARÇAY.

(Deux cataractes lenticulaires inégales ; amélioration.)

—

La malade, âgée de 44 ans, brune, douée d'une bonne constitution, se présente à ma visite du 18 septembre 1834, dans l'état sous-indiqué :

Cataracte complète à l'œil droit, couleur albumineuse, vision nulle.

Cataracte lenticulaire très-avancée à l'œil gauche, couleur gris-cendré; avec cet œil madame de Narcay peut se conduire, elle voit les couleurs, connaît les cartes, et lit péniblement les caractères *gros canon*.

Le 2 octobre, madame de Narçay lit le *gros parangon*.

Le 25, madame de Narçay assure que sa vue s'est beaucoup allongée, puisqu'elle distingue maintenant le costume des promeneurs à une distance triple que lorsqu'elle se confia à mes soins.

Le 27, la malade lit les caractères *petit parangon*.

Du 28 au 30, rien à noter. Le 10 novembre, madame de

Narçay lit les caractères *gros romain*; elle assure voir les gros objets à une grande distance, et d'une manière on ne peut plus satisfaisante.

L'opacité est beaucoup moins intense, mais elle est encore trop appréciable pour me laisser l'espoir de la détruire entièrement.

Du 11 au 25, madame de Narçay est contente de sa vue; elle me remercie de mes soins, et me fait ses adieux, ayant recouvré assez de vue pour vaquer aux besoins ordinaires de la vie.

CI^e^ OBSERVATION. — Mme BERTHOLON, *propriétaire, à Saint-Chamont, département de la Loire.*

(Cataracte capsulo-lenticulaire très-avancée à l'œil droit; cataracte lenticulaire bien formée à l'œil gauche; amélioration.)

La malade, âgée de 58 ans, constitution lymphatique, sanguine, embonpoint peu ordinaire, se présente à ma visite du 26 septembre 1834, avec deux cataractes inégales, constatées par M. le docteur Viricel de Lyon, et plusieurs autres médecins.

L'œil droit distingue les couleurs; avec les deux yeux, madame Bertholon lit, non sans grande peine, les caractères *trismégiste*, quand on les lui présente du côté opposé à la fenêtre qui éclaire l'appartement. Cette dame ne peut se conduire sans le secours d'un guide.

La cataracte droite est couleur d'albumine, striée ; la gauche est couleur gris cendré, uni ; les paupières de l'œil gauche, ainsi que les points lacrymaux, sont affectés de phlegmasie chronique et récurrente ; l'iris exécute très-difficilement ses mouvemens de dilatation, de sorte que les pupilles sont étroites, même à une lumière crépusculeuse. La paresse de l'iris étant presque toujours un symptôme d'amblyopie, je crains que la malade ne recouvre jamais qu'une vue imparfaite, soit par le traitement que je mets en usage, soit par l'opération si elle devenait nécessaire.

Madame Bertholon a suivi pendant neuf mois le traitement préconisé par le docteur Gondret, sans aucun résultat avantageux, puisque les cataractes se sont formées malgré la cautérisation syncipitale, et les autres moyens auxiliaires. Il faut, pour être vrai, nous empresser de dire à nos lecteurs que c'est le médecin ordinaire de la malade qui lui appliqua les moyens indiqués par le docteur Gondret.

Le 12 octobre, je trouve l'état général des yeux bien moins terne, les pupilles sont un peu plus larges, le ton des cataractes est bleu céleste à l'œil droit, et bleu plus foncé à l'œil gauche.

Le 15, la phlegmasie palpébrale a reparu avec une nouvelle intensité ; les yeux sont injectés d'une matière sanguinolente, cependant la malade n'accuse point de changement dans la vision.

Le 18, la phlegmasie palpébrale est moins intense ; les pupilles réfléchissent nettement mon image : aussi la malade lit les caractères *gros parangon* avec plus de facilité qu'elle en avait pour lire les caractères *trismégiste*, le 26 septembre et jours suivans.

Le 21 octobre, madame Bertholon lit les caractères *gros romain*, et cependant la phlegmasie palpébrale existe encore.

Du 22 au 31 octobre, la phlegmasie palpébrale suit une marche décroissante très-appréciable, sous l'influence des frictions faites avec l'onguent napolitain, et le repos de l'organe malade.

Le 1er novembre, madame Bertholon lit couramment son livre de prières, ce qu'elle ne pouvait faire depuis sept ou huit mois.

Du 2 au 15 novembre, madame Bertholon est contente de la vision de son œil gauche.

Le 20, la malade peut lire avec facilité en se servant de lunettes qui lui étaient inutiles depuis plus de deux ans.

Le 24, des peines graves de l'âme, causées par l'anniversaire de la mort d'une fille chérie, font pleurer la malade : l'irritation reparaît à l'œil gauche, et diminue de beaucoup ses moyens visuels.

Le 2 décembre, la phlegmasie de l'œil gauche est beaucoup moins intense, et, quoique la pupille soit très-étroite, madame Bertholon est plus contente de sa vue.

Du 3 au 11 décembre, la phlegmasie palpébrale a cédé au traitement antiphlogistique, et les moyens visuels de cet œil ont repris une activité très-remarquable.

Le 12, le docteur Lisfranc, chirurgien en chef de l'hôpital de la Pitié, observa l'état actuel des cataractes de madame Bertholon. Ce grand praticien témoigna le regret de ne les avoir pas étudiées avant le traitement ; mais la malade s'excusa en lui disant qu'elle craignait d'être influeneée par ses conseils, et que par cette raison elle s'était confiée à mes soins sans lui en faire part : « Car, lui dit-elle, vous savez que ma mère, opérée deux fois de la cataracte, est morte aveugle, et que l'un de ses yeux se fondit après cette opération. » Au reste, madame Bertholon déclara franchement à M. Lisfranc tout le bien qu'elle avait obtenu par ma méthode, et ce médecin distingué (de qui elle est parente) se contenta d'une réponse qui indiquait de la manière la plus positive la confiance qu'elle avait en lui, car, malgré toutes les craintes que l'exemple de sa mère lui inspirent, elle se serait déterminée à cette dernière ressource de l'art s'il la lui avait conseillée.

Le 20 décembre, madame Bertholon me remercie de mes soins; elle éprouve, dit-elle, un irrésistible besoin de revoir son pays, et la crainte de devenir malade l'oblige à quitter prématurément le traitement de ses cataractes.

CII[e] Observation. — Mlle Sophie LAVAL, *lingère, rue Sainte-Croix*, *n.* 5.

(Deux cataractes capsulo-lenticulaires inégales; guérison de celle de l'œil droit; amélioration de l'autre.)

—

La malade, âgée de 44 ans, brune, peu riche en tissu cellullaire, se présente à notre visite du 2 octobre 1834, avec deux cataractes capsulo-lenticulaires inégales. L'œil gauche de la malade peut lire les gros caractères, comme ceux qui servent de titre aux journaux. Le droit peut lire le texte des feuilles périodiques; mais cette aptitude diminue progressivement : les yeux se fatiguent après une courte application, et tous les objets sont perçus comme à travers une gaze légère.

La malade se conduit avec la plus grande peine dans les rues de Paris, elle dit être obligée de chercher avec le pied pour monter sur les trottoirs ou les marches d'un escalier. La cataracte gauche est gris sale, inégalement disposée; la droite est d'une couleur moins tranchée.

Le 20 octobre, mademoiselle Laval déclara que son horizon était plus éloigné, et qu'elle pouvait enfiler ses aiguilles.

Du 21 au 31, la malade ne nous indique aucun changement important dans ses moyens visuels.

Du 21 au 31, la malade est assez contente de la vision de

son œil droit, mais elle se plaint de son œil gauche, qu'elle appelle *paresseux*.

Du 1er au 15 décembre, mademoiselle Laval me dit, à chaque visite, qu'elle voit bien avec son œil droit et qu'elle voit beaucoup moins mal avec le gauche, car elle pourrait au besoin se conduire avec son secours.

Du 16 au 22 décembre, peu de changement dans la vision. Cependant la malade a repris ses occupations ordinaires; elle travaille à la couture, mais son aptitude n'est pas la même qu'avant sa maladie. Elle dit que, depuis plus de deux ans, sa vue était moins bonne que dans l'état actuel, mais elle voudrait reprendre les moyens visuels qu'elle avait dans sa jeunesse, ce qui me semble impossible.

Le 23, la malade affirme qu'avec son œil gauche elle distingue les objets à une très-grande distance, et qu'elle lit les enseignes d'un côté à l'autre des rues les plus larges de Paris.

Du 24 au 31, la demoiselle Laval est on ne peut plus contente de sa vue. En observant l'œil droit, je trouve la pupille claire et limpide dans toute son étendue; la gauche présente encore une légère teinte blanchâtre à sa partie la plus profonde, ce qui me porte à croire que la face postérieure de la capsule est le siége de l'opacité primitive, car, la lentille et la partie antérieure de son enveloppe ayant repris leur transparence normale, il est rationnel de supposer que la matière restante est aussi la plus dure et la plus ancienne.

Pendant le mois de janvier 1835, nous n'avons fait aucune remarque intéressante. L'œil droit, clair et limpide, ne présente aucune trace de cataracte, mais la partie postérieure et centrale de la capsule du cristallin gauche offre encore une teinte grisâtre.

Le 14 février, nous cessons le traitement

CIIIe OBSERVATION. — Mme D'ORSANNE, *propriétaire à Bourges.*

(Cataracte capsulo-lenticulaire très-avancée à l'œil droit; cataracte lenticulaire commençante à l'œil gauche; guérison de cette dernière; amélioration de l'autre.)

—

La malade, âgée de 43 ans, brune, bien constituée, se présente à notre visite du 5 octobre 1834, avec une cataracte capsulo-lenticulaire très-avancée à l'œil droit, et une cataracte lenticulaire commençante à l'œil gauche.

L'état actuel de la maladie a été constaté par M. le docteur . . . . médecin ordinaire de cette dame.

Avec l'œil droit, madame d'Orsanne connaît les cartes et lit quelques mots imprimés en caractères *petit canon*; mais il est essentiel que la malade tourne le dos à la fenêtre qui éclaire l'appartement, car elle perd tous les moyens visuels de cet œil quand elle observe les objets à une vive lumière.

L'œil gauche conserve la faculté de lire les petits caractères pendant quelques minutes; mais ces caractères se décomposent après une très-courte application. Madame d'Orsanne dit que sa vue diminue graduellement, et qu'elle vient réclamer mes soins, pour se préserver d'une cécité prochaine. C'est madame la baronne de Montarand que j'ai guérie de deux cataractes, il y a un an, qui l'a décidée à m'accorder sa confiance.

La cataracte droite est couleur de plâtre au centre de la pupille, elle est striée à son pourtour. La cataracte gauche offre un ton blanchâtre également étalé sur toute la surface de la lentille. L'œil droit perçoit une multitude de lambeaux de toiles d'araignées, des barres, de petites mouches, des points noirs, etc., etc.; ces aberrations de la vue existent depuis sept ou huit mois. Les mouvemens de l'iris de l'un et l'autre œil sont peu marqués.

Le 22 octobre, madame d'Orsanne me fait la déclaration suivante : « Mes yeux supportent la lecture de la manière la plus satisfaisante, puisque j'ai lu pendant une heure consécutive, sans éprouver la plus légère fatigue : si je ferme l'œil gauche, je ne m'aperçois d'aucun changement favorable d ns la vision du droit, il en est de même si je n'emploie que le gauche; mais, en les employant tous les deux à la fois, ma vision est beaucoup plus forte, plus nette, et susceptible d'une application six fois plus prolongée qu'avant de recevoir vos soins. »

Du 23 au 30, continuation du mieux obtenu, satisfaction de la malade.

La cataracte du cristallin droit s'est entièrement résorbée, mais l'opacité de la capsule existe encore; on voit, au centre de cette enveloppe membraneuse, un point couleur d'albumine d'où partent quatre rayons qui se dirigent vers la circonférence, et qui se perdent et disparaissent entièrement à deux lignes environ de leur point de départ. La disposition de cette cataracte membraneuse me porte à la désigner sous le nom de *cataracte étoilée.*

Le 20 novembre, il ne m'est pas possible de retrouver la plus légère trace de la cataracte du cristallin gauche; ce tissu a repris sa transparence normale, et la vision est aussi parfaite qu'avant sa maladie.

Le 21, nous cessons le traitement.

CIVe Observation. — M. DEVIETTE.

(Deux cataractes capsulo-lenticulaires congéniales très-avancées; celle de l'œil droit paraît plus intense que l'autre; grande amélioration.)

Le 8 du mois d'octobre 1834, M. et Mme Deviette, propriétaires à Caen, me présentent leur fils, âgé de trois ans, blond, cerveau très-développé, membres thoraciques et abdominaux extrêmement grêles, si on prend pour terme de comparaison le volume de la tête. Cet enfant est vif et irascible; il ne prononce que deux ou trois mots; mais tout fait espérer que son intelligence se développera en raison de la masse cérébrale.

L'enfant peut se diriger dans un appartement; mais il prend avec incertitude les choses qu'on lui présente. Les yeux sont dans un état permanent d'agitation qui les porte alternativement de droite à gauche, et plus fréquemment de haut en bas. Dans cette position, l'iris est entièrement caché, et on ne distingue que la sclérotique (le blanc de l'œil).

Les cataractes sont couleur d'albumine plus prononcé au centre qu'à la circonférence des lentilles.

Le 17 octobre, madame Deviette a remarqué que son enfant avait plus d'aptitude à saisir les bonbons qu'on lui présentait, et que la pupille était beaucoup plus transparente qu'avant le traitement.

Le 19, M. Deviette reconnaît l'amélioration de la vue de son fils : ayant fait une absence de dix jours, il a pu comparer avec plus d'exactitude les moyens visuels de son enfant que les personnes qui l'observent cent fois dans une journée.

Je me suis assuré à plusieurs reprises que mon intéressant malade, saisissait hardiment, et à une distance triple, le morceau de sucre que j'ai l'habitude de lui présenter après le pansement. Quant à l'état physique, il est facile de reconnaître la diminution de l'opacité qui est plus remarquable dans l'œil gauche.

Le 23 octobre, madame Deviette me dit que la veille au soir, son fils étant couché, elle se présenta devant son lit, tenant le noyau d'une amande revêtue de son enveloppe entre les lèvres; quoique l'appartement ne fût éclairé que par une bougie, l'enfant saisit vivement cette amande, qu'il porta de suite à sa bouche. Cette observation, dit madame Deviette, m'a procuré autant de surprise que de plaisir, car il est impossible que cet enfant ait été guidé par le hasard : au surplus elle se propose de renouveler l'épreuve. Les parens ont aussi acquis la certitude que les mouvemens des yeux sont moins fréquens et moins prononcés.

Le 24 octobre, je priai madame Deviette de se placer dans l'un des angles de mon cabinet, pour savoir si le jeune malade la verrait à cette distance, et se dirigerait vers elle sans trop d'hésitation ; cette épreuve, renouvelée à deux reprises, fut couronnée du plus heureux résultat. J'ouvris ensuite le tiroir d'un meuble rempli de sucre, et je dis à l'enfant que s'il voyait ce sucre je lui permettais d'en prendre autant qu'il en voudrait : à l'instant même il se précipite vers le tiroir, il appuie sa main droite contre le meuble, tandis que de la gauche il saisit avidement autant de morceaux de sucre qu'elle peut en contenir.

Nous avons acquis la certitude que les yeux sont maintenant sous l'influence de sa volonté, puisque notre malade les dirige du côté où on lui dit de regarder, et que dans tous les mouvemens qu'il leur imprime on voit l'iris et la pupille.

Le 25, M. Deviette accompagne madame son épouse. Nous renouvelons en sa présence l'expérience de la veille, qui nous donne le même résultat. Madame Deviette a de son côté renouvelé son expérience, c'est-à-dire qu'elle a placé une amande entre ses lèvres, que l'enfant s'est empressé de prendre et de confisquer à son profit.

Du 26 octobre au 12 novembre, nous ne faisons aucune remarque importante.

Le 13 novembre, M. et Mme Deviette ont accompagné le

jeune malade pour me faire part de leurs observations, que voici mot à mot :

« M. de *Montpinson*, mon père, dit madame Deviette, était » peu disposé à croire que son petit-fils obtiendrait une grande » amélioration de la vue par le traitement que vous mettez en » usage ; mais il était convaincu que la santé de cet enfant se » fortifiait de jour en jour, et cette remarque était pour lui » assez importante pour ne pas s'opposer à la continuation de » votre méthode ; aujourd'hui, étant à table, il avait, contre » son ordinaire, pris une nouvelle place ; l'enfant arriva dans » la salle à manger, et, à une grande distance, il vit que son » grand-papa n'occupait point sa place ordinaire, alors il » marcha vers lui sans la moindre hésitation, et, comme à son » habitude, il demanda du *bonbon*. Depuis cet instant, M. de » *Montpinson* est convaincu de l'amélioration des moyens » visuels de mon fils, et nous engage fortement à continuer » l'usage des moyens qui ont produit ce résultat. »

Le 18 novembre, madame Deviette nous a dit que madame sa mère, arrivée à Paris depuis quatre ou cinq jours, avait reconnu l'amélioration survenue dans la vision de son petit-fils, et que les domestiques de cette dame avaient tous porté le même jugement après diverses expériences, qu'il serait trop long de rapporter.

Du 19 au 30 novembre, nous n'avons fait aucune remarque intéressante.

Le 15 décembre, M. Deviette me dit qu'il serait content de ce que j'avais fait pour son fils, si nous n'obtenions pas davantage.

Le 29 décembre, madame Deviette était dans mon cabinet quand le jeune malade y fut amené par sa bonne; la bonne engagea l'enfant à trouver madame sa mère, ce qu'il fit avec la plus grande facilité.

Le 6 janvier, M. et Mme Deviette accompagnèrent le jeune malade dans mon cabinet; ils me dirent que, depuis quelques jours, leur enfant distinguait mieux les objets. Nous étudiâmes ensuite l'état actuel de l'opacité, et nous acquîmes la conviction que la lentille gauche était transparente dans toute sa circonférence, et que la partie centrale de la capsule était encore masquée d'une matière couleur d'albumine, irrégulièrement disposée, et beaucoup moins épaisse qu'avant le traitement. Le pourtour du cristallin droit est moins opaque, mais cette modification de la matière cataractante ne peut être d'une grande utilité au jeune malade, car il est probable que la vision de cet œil s'est peu améliorée. Au reste, le père et la mère sont satisfaits du résultat obtenu dans la vision de leur enfant, ainsi que dans l'ensemble de ses fonctions organiques, puisqu'il jouit maintenant d'une belle santé, et que les yeux n'exécutent plus ces mouvemens insolites qui étaient sans doute moins pénibles pour le malade que pour les personnes qui l'observaient.

Quelle que soit maintenant la direction que le malade donne à ses yeux, l'iris n'est plus caché sous les paupières : de sorte que sa figure a repris une nouvelle expression.

Du 7 au 31 janvier 1835, nous n'avons fait aucune remarque intéressante; il est pourtant certain que la cataracte du cristallin gauche est entièrement détruite, mais la partie antérieure et moyenne de la capsule est encore recouverte d'un léger réseau de matière albumineuse : la cataracte de l'œil droit résiste à l'action du traitement.

Le 3 février, nous avons de nouveau étudié l'état des yeux de notre intéressant malade, et nous avons constaté l'existence d'une très-légère fraction de matière albumineuse sur la partie supérieure et antérieure de la capsule cristalline ; cette matière s'est tellement amincie qu'elle permet de voir le fond de la pupille, et de distinguer exactement toute la lentille qui n'offre pas la plus légère trace d'opacité.

La cataracte de l'œil droit n'a subi qu'une légère modification, et cependant madame Deviette affirme que cet œil s'est beaucoup éclairci.

Madame Deviette, à laquelle j'ai lu cette observation, m'a prié d'ajouter que la santé de son fils n'avait jamais été aussi brillante que depuis qu'il était soumis au traitement qu'il cesse aujourd'hui, et qu'elle veut lui faire reprendre dans le courant du mois de juin prochain, parce qu'elle espère qu'à cette époque la cataracte de l'œil droit sera moins rebelle aux médicamens que j'emploie. Dans tous les cas, cette excellente mère me prie d'agréer l'expression de sa vive et bien sincère reconnaissance pour le service que j'ai rendu à son enfant, car, ainsi que nous l'avions prévu, son intelligence s'est développée avec ses moyens visuels.

CV[e] Observation. — Mme BOUCHER, *rue de l'Éguillerie*, *n.* 14.

(Cataracte complète à l'œil droit; cataracte lenticulaire à l'œil gauche, avec paralysie de l'iris; guérison de la cataracte gauche; rétablissement de la vue et de la santé.)

—

La malade, âgée de 40 ans, brune, constitution nerveuse, se présente à ma visite du 23 octobre, avec une cataracte complète à l'œil droit, et une cataracte commençante à l'œil gauche. Les pupilles sont larges, l'iris se resserre peu à l'action de la lumière, les conjonctives et les cornées sont injectées d'une matière sanieuse, les yeux sont douloureux et supportent avec peine l'action de la lumière; une gastro-entéro-encéphalite chronique et intermittente complique la phlegmasie oculaire, ou, si l'on veut, c'est à la gastro-encéphalite qu'il faut attribuer la phlegmasie et la douleur des yeux. Au surplus, il est convenable de laisser à la malade le soin de tracer elle-même l'histoire de sa maladie, pour donner au lecteur la liberté de juger sans prévention les trois méthodes de traitement, dirigées par les trois médecins qui ont été appelés à soigner cette dame.

« Il y a environ 14 ou 15 mois que je ressentis des douleurs » assez graves dans la partie la plus profonde de mon œil gauche;

» je voyais, entre cet œil et les objets extérieurs, des corpus-
» cules souvent bruns, quelquefois verts, et moins souvent
» bleus ou couleur de feu.

» Une constipation habituelle, les pieds toujours froids, un
» appétit capricieux, les digestions laborieuses, des maux de
» tête et la langue rouge et sèche : tels étaient à peu près les
» phénomènes que j'éprouvais pendant plusieurs heures du
» jour ou de la nuit. Mes occupations journalières étant le dé-
» vidage de la soie, je pensais que ce genre de travail était
» cause de mon malaise, et cette opinion était devenue pour
» moi un article de foi ; le repos et surtout le sommeil cal-
» mant ordinairement les douleurs et me rendant la vue claire,
» de trouble et nuageuse qu'elle était avant le repos. Les re-
» mèdes, que vous appelez remèdes de bonne femme, ne pro-
» duisant aucun changement favorable dans mon état, je con-
» sultai mon médecin ordinaire, M. le docteur *Morin Roland*,
» qui m'ordonna divers collyres, quelques sangsues à l'anus et
» divers autres remèdes, desquels je retirai pendant quelque
» temps un assez grand avantage pour ma santé générale. Mais,
» la vision de mon œil droit étant à peu près nulle, mon
» médecin m'apprit que cet œil avait une *amaurose* et un
» commencement de *cataracte*.

» Au bout de six mois, je consultai un autre docteur qui
» me conseilla de voir M. Sichel qui, selon lui, devait me
» guérir promptement.

» Consulté le 18 septembre, M. Sichel me dit que j'avais
» une cataracte complète à l'œil droit, compliquée de goutte
» sereine, et une cataracte à l'autre œil, dont la pupille immo-

» bile faisait craindre la même complication. Ce médecin me » donna l'ordonnance que voici :

15 *sangsues à l'anus*. Teinture de colchique, 1 once.

En prendre 3 fois par jour............. 10 gouttes.

Sinapisme au pied droit, à l'ancien siége du rhumatisme.

Régime adoucissant. 24 septembre, pédiluves sinapisés.

S. 20 sangsues à l'anus.

Soufre doré d'antimoine.... } .... 6 grains.
Camphre .... }

Gomme arabique..................... 2 gros.

24 paquets, 3 par jour.

Revenir et rapporter les ordonnances.

Le 18 septembre 1834, pour madame Boucher.

7 octobre.

Se purger.

Sulfate de soude........ } .... 6 gros.
de magnésie ..... }

Tartre stibié .... 1/4 de grain.

Calomélas.............. }
Soufre doré d'antimoine... } .... 6 grains.
Camphre................ }

Gomme arabique...................... 2 gros.

24 pilules à prendre, quatre par jour.

Régime rafraîchissant.

Pédiluves sinapisés.

15 *octobre.*

Saignée du pied de 3 palettes.

Onguent napolitain.................... 2 gros.
Extrait de belladone.................. 1 gros.
Eau Q S pour rendre bien molle.

S'onctioner gros comme une noisette au-dessus de l'œil.

Répéter les poudres ci-dessus.

Se purger avec les sels ci-dessus.

Prendre tous les jours un litre de tisane, *faite* avec tiges de douce amère........ 1 once.

Se frictionner sur les points douloureux avec une des poudres suivantes :

Opium brut........................... 6 grains.
Sucre................................ 1/2 gros.
En 6 paquets.

Sous l'influence de cette ridicule et bizarre collection de médicamens adressés à je ne sais quelle *entité* morbide, la gastrite s'exaspéra ; l'organe central de la circulation participa à la phlegmasie viscérale, et le phénomène *fièvre quotidienne* eut lieu pendant 18 ou 20 heures dans 24. Le cerveau, s'irritant à son tour, procura à la malheureuse Boucher la sensation d'un cercle de fer qui paraissait ceindre la boîte osseuse; les yeux se gonflèrent, les deux cornées et la conjonctive s'injectèrent d'une humeur sanguinolente. Les nerfs optiques et leur expansion (rétine) participèrent sans doute à l'irritation, de telle sorte, que la présence de la lumière devint insupportable.

Tel est à peu près l'état dans lequel on me présenta cette nouvelle victime de l'ontologie.

Je m'empressai de supprimer tous les médicamens sans exception, et de prescrire une diète sévère, l'orangeade édulcorée pour boisson, et un lavement émollient toutes les deux ou trois heures. Dès le lendemain, madame Boucher assure que toutes ses douleurs sont moins intenses, et qu'elle supporte mieux l'action de la lumière. Cependant les yeux sont encore injectés, la langue est rouge, lancéolée, le pouls petit et fréquent, la peau anémique, les veines sont imperceptibles. Cet appareil de phénomènes ne me laissant aucun doute sur la persistance de la phlegmasie viscérale, je prescrivis 20 sangsues, avec injonction de les faire mordre sur la région épigastrique, et de favoriser l'écoulement du sang en recouvrant les piqûres d'un cataplasme de farine de lin.

Le 26, la malade et son guide m'apprennent que les sangsues sont restées plus de trois heures attachées à la peau, et qu'elles sont tombées à demi gorgées, enfin que le suintement a été nul. Je remarque avec plaisir que le pouls est mieux développé, qu'il ne donne que quatre-vingts pulsations par minute, que la peau est moins pâle, que les veines sont mieux dessinées, que la langue est moins rouge et moins sèche. Madame Boucher dit avoir dormi pendant cinq heures d'un sommeil paisible et réparateur : elle affirme que la réaction fébrile n'a duré que deux ou trois heures, et que la tête et les yeux sont peu douloureux.

Même prescription que la veille.

Le 27, la malade est moins inquiète, elle dit que les douleurs sont nulles, mais qu'elle éprouve une pesanteur dans la tête. Les sangsues, dit-elle, se sont gorgées dans un quart d'heure, et le sang a coulé pendant 14 heures.

Langue humide, large, légèrement muqueuse au centre; pouls comme dans l'état naturel; injection des membranes oculaires prodigieusement diminuée. Riz au maigre deux fois par jour; continuation des lavemens et de l'orangeade.

Le 28, madame Boucher se trouve bien; elle a dormi pendant plusieurs heures d'un sommeil paisible et réparateur.

Les douleurs cérébrales et oculaires sont presque nulles; la malade supporte sans peine l'action de la lumière.

Le 1er novembre, madame Boucher est venue seule à la visite: elle déclare que ses moyens visuels lui permettent de se passer de guide, et que les douleurs atroces qu'elle éprouvait n'existent plus.

Le 10, madame Boucher a lu en ma présence plusieurs paragraphes du journal *le Temps*.

Le 20, étant dans mon cabinet, madame Boucher a lu l'enseigne d'un marchand de meubles, placée sur la maison qui est en face, à près de deux cents pas de distance.

Du 21 au 30 novembre, la malade est contente de l'état de sa vue et de celui de sa santé.

Du 1er au 22 décembre, la vue et la santé de madame Boucher laissent peu à désirer: elle ne se plaint d'une légère céphalalgie que lorsqu'elle prend une trop grande quantité d'alimens, et qu'elle fait, selon son expression, une digestion pénible.

Le 23 décembre, madame Boucher me remercie de mes soins;

sa cataracte gauche ne gêne aucunement la vision, la droite est un peu moins intense. Cet œil distingue la lumière, mais les deux iris sont toujours fortement dilatés.

CVI^e Observation. — M. HUGON.

(Deux cataractes lenticulaires inégales; guérison de celle de l'œil droit; légère amélioration de la vision de l'œil gauche, malgré l'amaurose qui complique la cataracte.)

Le 1er novembre 1834, M. Hugon, propriétaire à Nancy, se rendit à ma visite accompagné de M. Pène, son gendre, docteur-médecin dans la même ville.

M. Hugon est âgé de 63 ans; il est doué d'une constitution sanguine très-prononcée. L'état de la langue indique l'existence d'une gastrite chronique qui s'irradie, par continuité de tissu, sur la membrane pituitaire, où elle entretient une sécrétion anormale et une gêne permanente dans la respiration.

La face est vultueuse, les yeux sont injectés d'une matière sanguinolente; les pupilles offrent un ton albumineux plus prononcé au centre qu'au pourtour. Les mouvemens de l'iris sont peu appréciables; cette membrane flottante n'obéit point à l'action des rayons lumineux, et l'extrait aqueux de belladone, étendu sur les parties ambiantes et protectrices des yeux, ne dilate que la pupille droite.

M. le professeur Lallemand, ainsi que les docteurs Carón Duvillard de Paris, Pène et Baufis, de Nancy, ont tous reconnu l'existence de deux *cataractes*. Il y a plus de 18 mois que M. Hugon s'aperçut de la diminution de ses moyens visuels, et depuis près d'une année le malade ne peut marcher sans guide; cependant M. Hugon assure que, depuis l'invasion de sa maladie, il y avait quelques intermittences dans la vision, et qu'il lui arrivait fréquemment de recouvrer la faculté de lire.

Il y a trois mois que M. Hugon est privé de faire sa partie d'écarté, ayant perdu la faculté de voir distinctement les cartes. Depuis la même époque, il ne peut lire que quelques mots imprimés en gros caractères.

L'œil gauche présente une cataracte lenticulaire très-avancée avec complication d'amaurose.

La cataracte de l'œil droit paraît aussi être bornée à la lentille, puisque nous trouvons l'opacité également répartie au centre de la pupille, où elle paraît plus prononcée.

Le 6 novembre, M. Hugon vint seul à la visite; il dit avoir recouvré la liberté.

Le 12, le malade dit avoir lu plusieurs articles d'un journal.

Le 14, sur l'avis du docteur Pène, je pratiquai une large saignée au bras droit du malade.

Le 15, M. le docteur Pène étudia sérieusement l'état des yeux de son beau-père, et prononça sans hésitation que les pupilles étaient moins opaques.

Le 16, la conjonctive et la sclérotique sont moins injectées;

les mouvemens des yeux sont beaucoup plus faciles ; l'aspect de ces organes est très-satisfaisant.

Le 21, M. Hugon affirme que, de la croisée de son logement (hôtel du Tibre, rue du Helder), il lit les affiches placées sur le mur de la maison qui lui fait face.

Le 23, M. Hugon dit que sa vue le sert très-bien, et qu'il lit et écrit avec facilité.

Le 25, la gastrite chronique ayant passé à l'état aigu, nous lui opposâmes une saignée capillaire au moyen de 40 sangsues placées sur la région épigastrique.

Le 26, le docteur Pène nous dit que les sangsues ont eu la plus grande peine à se gorger ; qu'elles sont restées plus de deux heures attachées à la peau, et que le sang des piqûres a été peu abondant.

Les 27, 28, 29 et 30, le malade se trouve bien ; le régime sévère, les boissons acidulées, les bains et les lavemens produisent le meilleur effet.

Le 6 décembre, une récrudescence d'irritation gastrique ayant eu lieu, nous fîmes mordre 30 grosses sangsues sur l'épigastre : cette fois les annélides se gorgèrent rapidement, et l'écoulement du sang eut lieu pendant sept ou huit heures.

Le 7, l'état général des fonctions organiques laisse peu à désirer ; les membranes extérieures des yeux sont dans leur état normal ; les cataractes se résorbent avec assez d'activité, et la vision de l'œil droit s'améliore de jour en jour : le malade voit bien tant qu'il est dans son appartement, mais il perd une partie de ses moyens quand il est exposé à l'air libre, qui dans cette saison est froid et humide.

Du 8 au 20, la santé est bonne, le phénomène de la vision s'améliore progressivement ; le malade lit et écrit ; il se conduit librement dans les rues de Paris.

Le 24, l'état de la langue indique une légère récrudescence d'irritation gastrique, et nous prescrivons encore l'application de 30 sangsues sur l'estomac.

Le 25, le docteur Pène nous apprend que la saignée a été abondante, et que les sangsues se sont gorgées très-promptement.

Du 26 au 31 décembre, le malade est content de sa vue et de sa santé.

Le 1er janvier 1835, le docteur Pène étudia l'état des yeux de son beau-père ; ce médecin affirma que l'opacité avait beaucoup diminué depuis sa dernière visite, et que les membranes extérieures étaient dans leur état normal.

Dans la soirée, M. Hugon nomma toutes les cartes que je lui présentai à plus de dix pieds de distance et du côté de la lumière.

Du 2 au 15, la vue de l'œil droit est bonne ; celle du gauche est un peu moins mauvaise ; la santé générale est excellente.

Le 19, le docteur Pène a étudié les yeux du malade. Ce confrère pense que la cataracte de l'œil droit est entièrement détruite et que la gauche a diminué des trois quarts. M. Hugon a lu une enseigne de l'autre côté du boulevard à plus de deux cents pas de la croisée de mon salon ; il nous a dit qu'il pouvait lire et écrire étant éclairé par une bougie, ce qu'il n'avait pu faire depuis long-temps.

Le 25, le docteur *Pène* examina encore les yeux de son beau-père, qu'il trouva dans un état satisfaisant. Je lus cette observation en présence de ces deux messieurs, et ils en approuvèrent la rédaction, *qu'ils trouvèrent rigoureusement exacte et vraie.*

CVII[e] Observation. — Mme BARRALY, *veuve de M. le directeur de l'enregistrement d'Alençon, actuellement à Paris, rue et hôtel du Helder.*

(Deux cataractes lenticulaires inégales, constatées par M. le docteur Récamier, ex-professeur à l'école de Médecine de Paris.)

La malade, âgée de 67 ans, douée d'une constitution nerveuse et sanguine, est affectée d'une phlegmasie chronique de la partie moyenne de la face et d'une gastrite récurrente, à laquelle j'attribue l'irritation connue sous le nom de *couperose.*

« Depuis environ quatre ans, dit madame Barraly, je sentais diminuer mes moyens visuels, et je voyais entre mes yeux et les objets extérieurs un léger nuage, qui peu à peu augmentait d'épaisseur. Quand je mettais des lunettes, il me semblait que le nuage se dissipait; mais le brouillard revenait après une courte application. Mon état s'aggravant tous les jours, je pris le parti de me rendre à Paris pour consulter un médecin auquel depuis long-temps j'avais accordé toute ma confiance. Le 10 du mois de novembre, je me rendis chez le savant docteur *Récamier*, qui examina mes yeux à diverses reprises, et me déclara que j'avais deux cataractes, dont l'une, celle de l'œil gauche, était plus avancée que l'autre. M. *Récamier* eut la bonté de me donner votre adresse, en m'assurant qu'il avait constaté les bons effets de votre traitement sur un ecclésiastique de Rennes qu'il connaissait depuis long-temps. »

Le résultat de notre exploration nous ayant prouvé la justesse du diagnostic de M. Récamier, nous commençâmes le traitement le 19 novembre 1834.

La cataracte gauche offre un ton gris-marbré ; la droite présente une légère couleur d'albumine, sillonnée par des stries d'une teinte plus foncée, disposées en relief.

La malade conserve encore la faculté de lire, mais elle voit les caractères à travers une gaze légère, et ils se décomposent après une très-courte application. Les yeux sont très-sensibles, et supportent avec peine le contact des rayons lumineux.

Les moyens visuels de cette dame suivent depuis quelques mois une marche décroissante tellement marquée, qu'elle craint avec raison une cécité très-prochaine. C'est pourquoi elle a reçu avec enthousiasme le conseil de M. *Récamier*.

Le 2 décembre, madame Barraly croit que la vue de son œil droit est un peu moins brouillée; elle me dit que depuis qu'elle est en traitement sa santé s'améliore d'une manière étonnante, puisqu'elle dort pendant huit ou neuf heures de suite d'un bon sommeil, tandis que depuis plus de deux ans elle ne dormait que pendant deux ou trois heures d'un sommeil pénible et toujours agité.

Du 3 au 15, madame Barraly ne m'indique aucun changement bien tranché dans l'état de sa vue, et cependant l'opacité des lentilles diminue d'une manière très-appréciable.

Le 18, le gendre de la malade observa l'état actuel des cataractes; il affirma que l'opacité était prodigieusement diminuée depuis le 19 novembre, jour où il avait sérieusement étudié cette maladie. La malade nous dit qu'elle voyait beaucoup plus nettement depuis quelques jours seulement.

Le 24, le petit-fils de la malade examina les yeux en notre présence, et il affirma qu'ils étaient beaucoup plus clairs qu'avant le traitement. Madame Barraly nous dit que sa vision était beaucoup plus nette, mais que l'amélioration était plus marquée dans l'œil droit.

Du 25 au 31 décembre, madame Barraly ne nous indique aucun changement notable dans le phénomène de la vision. Elle lit couramment tous les caractères imprimés; mais elle croit que son œil gauche voit un peu moins que le droit.

Le 14 janvier, les pupilles ne présentent aucune apparence de cataracte; cependant la malade voit encore un léger nuage entre son œil gauche et les corps qu'elle observe.

Le 15, le docteur *Récamier* étudia dans tous les sens les yeux de cette dame; il les examina alternativement avec divers instrumens d'optique et à l'œil nu; enfin il annonça à la malade que ses cristallins étaient clairs et limpides, et que les cataractes étaient détruites.

Du 16 au 27 janvier, madame Barraly est assez contente

de son état, et, quoiqu'elle accuse encore un très-léger brouillard devant son œil gauche, cet œil lit maintenant en face de la plus vive lumière les caractères les plus fins. Le 28, elle me remercie de mes soins.

CVIII^e Observation. — M. GALOT.

(Deux cataractes de l'humeur de Morgagni, offrant l'aspect d'un ciel pommelé; guérison.)

Le 28 du mois de novembre 1834, le nommé Galot, portier, rue des Marais, n° 50, se présente à ma visite, porteur de deux cataractes morgagniennes, constatées par le docteur Brugière, rue Boucherat, 19, et par le docteur Pène, de Nancy, qui observa le malade, dans mon cabinet, le 4 décembre. Galot nous dit que depuis trois mois environ, et à la suite d'une maladie du foie qui lui avait donné la jaunisse, il s'était aperçu de la diminution progressive de sa vue, et que depuis cette même époque il lui avait été impossible de travailler de son état (cordonnier), et de lire un seul mot dans un livre.

En observant l'état des yeux de ce malade, le docteur Pène s'écria que les pupilles ressemblaient *à un ciel pommelé;* et nous leur conservons cette dénomination, qui nous paraît on ne peut plus heureuse.

Le 14 décembre, M. le docteur Pène examina les yeux de ce malade, et déclara que les flocons albumineux (qui donnaient aux pupilles une certaine ressemblance avec un ciel pommelé) étaient entièrement résorbés; ce médecin pensa judicieusement que Galot devait avoir recouvré la faculté de lire. En effet, il essaya les lunettes de M. Hugon, son beau-père, à l'aide desquelles notre malade lut plusieurs paragraphes en caractères *philosophie*.

Le 19 décembre, Galot m'a dit avoir lu une longue lettre avec toute la facilité désirable.

Le 29, ne retrouvant aucune trace d'opacité, je donne congé à ce malade.

CIX^e OBSERVATION. — M. JENNESSEAUX, *prêtre*, *rue de Monsieur*, *n*. 9.

(Cataracte lenticulaire très-avancée à l'œil gauche; cataracte commençante à l'œil droit.)

—

Le malade, âgé de 66 ans, bonne constitution, se présente à ma visite du 1er décembre 1834, porteur de deux cataractes lenticulaires inégales, constatées par M. le docteur *Récamier*, qui a bien voulu nous adresser ce malade, auquel il porte le plus grand intérêt.

Avec l'œil gauche, M. Jennesseaux distingue les couleurs et la forme des gros objets; il voit les cartes et nomme quelques lettres de 18 lignes de hauteur, quand on les lui présente du côté opposé à la fenêtre qui éclaire l'appartement.

Avec l'œil droit, le malade peut encore lire, mais il dit que sa vue diminue chaque jour, et qu'il craint une cécité prochaine.

L'iris de l'un et l'autre œil conserve ses mouvemens de dilatation et de resserrement. La cataracte gauche est gris cendré, l'opacité est plus intense au centre qu'à la circonférence de la lentille.

Le cristallin droit présente une couleur albumineuse plus marquée au centre qu'au pourtour de ce tissu.

Le 10 décembre, M. Jennesseaux assure que sa vue est moins brouillée, il distingue mieux les objets et supporte mieux la lecture.

Le 16, avec l'œil gauche M. Jennesseaux lit avec assez de facilité quelques lignes imprimées en caractères *gros canon*, c'est-à-dire six fois plus petits que ceux qu'il épelait avec la plus grande peine lors de sa première visite. Il dit que sa vue lui permet de travailler autant qu'il le veut, et qu'elle le sert moins bien quand il est au grand jour.

Le 22 décembre, M. le docteur *Récamier* a reconnu la diminution de l'opacité des cristallins de notre malade; de son côté, M. Jennesseaux lui a fait part de l'amélioration qu'il avait obtenue dans la vision; en conséquence, le savant professeur lui a fortement recommandé l'exactitude, puisqu'il a acquis la certitude que la diminution du phénomène *objectif* était en raison directe du phénomène *subjectif*, ou, en d'autres termes, que la résorption des cataractes, expliquait l'amélioration *de la vue*.

Le 23, ayant l'œil droit fermé, M. Jennesseaux a lu trois ou quatre mots imprimés en caractères *petit canon*. Du reste, il est on ne peut plus content de son œil droit.

Le 1er janvier, le docteur *Récamier* a encore examiné les yeux de notre malade, auquel il a déclaré que les cataractes avaient beaucoup diminué depuis sa dernière visite.

Le 7, le docteur *Récamier* a de nouveau étudié l'état des cristallins, qui lui ont paru moins opaques.

Le 13, avec son œil gauche seulement, M. Jennesseaux a

lu, en ma présence, un très-grand paragraphe en caractères *saint-augustin*.

Du 14 au 28, le malade est content de sa vue; avec son œil droit il lit, en face de la lumière et sans lunettes, les caractères les plus fins.

Le 30, avec l'œil gauche, M. Jennesseaux a lu en ma présence les caractères *cicéro*.

Le 31, M. Jennesseaux me remercie de mes soins.

La cataracte de l'œil droit est entièrement détruite; celle du gauche a prodigieusement diminué, car on se rappelle que la vision de cet œil était presque nulle, quand nous commençâmes le traitement, et que, dans l'état actuel, il lit passablement les caractères avec lesquels cette observation sera imprimée : *cicéro*.

CXe Observation. — M. LEPELLETIER DU CLARY, *président du conseil colonial de la Martinique et de la Cour royale de cette colonie.*

(Cataracte lenticulaire très-avancée à l'œil gauche ; cataracte capsulo-lenticulaire commençante à l'œil droit ; guérison de cette dernière ; amélioration de l'autre.)

—

Le malade, âgé de 40 ans, constitution nerveuse, jouissant d'une bonne santé, se présente à ma visite du 8 décembre

1834, porteur d'une cataracte lenticulaire très-avancée à l'œil gauche, et d'une cataracte capsulo-lenticulaire commençante à l'œil droit.

Avec l'œil droit, M. du Clary lit avec peine les caractères ordinaires, mais il s'aperçoit que cette faculté diminue progressivement. L'œil gauche voit les cartes, et nomme quelques lettres de 18 lignes de hauteur quand on les lui présente du côté opposé à la fenêtre qui éclaire l'appartement.

Le cristallin droit est gris de cendre uni, le gauche est couleur d'albumine, strié.

Le 15 décembre, M. Lepelletier affirme avoir lu avec la plus grande facilité une lettre de trois grandes pages, dont l'écriture est fine et serrée. Il dit que son œil gauche distingue beaucoup mieux les objets.

Le 22, avec l'œil gauche, M. *du Clary* a lu un paragraphe imprimé en caractères *gros canon.*

Le 23, M. Lepelletier m'a dit qu'en se regardant dans un miroir il avait vu sa cataracte.

Le 31 décembre, avec son œil gauche, M. Lepelletier a lu un paragraphe imprimé en caractères *petit parangon*. Il dit qu'il voit mieux du côté interne de cet œil, et me prie de lui dire si la matière cataractante n'a pas diminué d'une manière plus appréciable à la partie interne du cristallin que dans le reste de ce tissu.

Le 13 janvier 1835, avec son œil gauche, M. Lepelletier a lu, en ma présence, un paragraphe imprimé en caractères *saint-augustin.*

Le 14, l'œil droit ne présente aucune trace de cataracte, il remplit avec facilité toutes les fonctions qui lui sont assignées par la nature; enfin, il est entièrement guéri.

Le 28 janvier, M. Lepelletier cesse le traitement.

Le 31 janvier il m'adressa la lettre suivante:

Paris, 31 janvier 1835.

Monsieur,

Depuis deux jours il ne m'a pas été possible d'aller vous voir; et mes occupations, qui vont en se multipliant à mesure que l'époque de mon départ approche, ne me laissent plus l'espoir de me ménager, ne fût-ce que pour quelques jours encore, la continuation de vos bons et excellens soins. C'est donc malgré moi que je me vois forcé d'interrompre mon traitement; et j'en suis d'autant plus peiné, que j'avais pour garans d'un plein succès vos efforts et vos talens. Des devoirs impérieux m'enlèvent à moi-même, et les intérêts de ma patrie réclament ma présence. Mais je n'oublierai jamais le souvenir de ce que vous avez fait pour moi.

Agréez, monsieur, l'assurance de la haute considération avec laquelle je demeure, monsieur,

Votre très-humble et très-obéissant serviteur,

Le Pelletier du Clary.

CXI^e Observation.—M. RODET, *ex-missionnaire de France, ancien curé de Limonest, au Mont-d'Or, près Lyon, actuellement à Paris, rue Notre-Dame-des-Champs*, n. 16.

(Deux cataractes inégales ; guérison de celle de l'œil droit ; grande amélioration de l'autre.)

—

Le malade, âgé de 53 ans, constitution sanguine, se présente à ma visite du 19 janvier 1835, porteur d'une cataracte lenticulaire très-avancée à l'œil gauche, et d'une cataracte du même tissu beaucoup moins avancée à l'œil droit.

Avec l'œil gauche, M. Rodet voit les couleurs ainsi que les cartes ; il lit péniblement un mot imprimé en capitales de seize lignes de hauteur.

L'œil droit conserve encore la faculté de lire les caractères *cicéro* ; mais cette faculté diminue de jour en jour, puisque le malade assure que depuis la Noël il est forcé d'avoir un aide pour lire ses offices.

La cataracte de l'œil gauche est couleur gris-cendré ; l'opacité de la lentille est plus prononcée au centre qu'au pourtour de ce tissu, et cependant le malade ne voit pas mieux à une *lumière crépusculeuse.*

La cataracte de l'œil droit offre un ton d'albumine inégalement disposé.

Le 30 janvier, M. Rodet croit que sa vue le sert un peu moins mal.

Le 31, avec son œil gauche, M. Rodet a lu les caractères *petit-canon*.

Le 1er février, M. Rodet m'a dit avoir fait part à toute sa communauté de l'amélioration de sa vue. Cette déclaration était nécessaire, dit-il, pour détruire le scepticisme de plusieurs membres de cette société.

Le 5, avec son œil droit, et sans lunettes, le malade a lu avec la plus grande facilité les caractères *petit-texte*, et avec son œil gauche il a lu plusieurs paragraphes imprimés en *petit-parangon*.

Le 8, avec son œil gauche, M. Rodet a lu rapidement les caractères *saint-augustin*, et avec les deux yeux il a lu avec toute la facilité désirable les caractères *nompareille, mignonne* et *parisienne interlignés et non interlignés.*

Le 9, nous récidivâmes la même expérience, et nous obtînmes le même résultat.

Le 12, M. Rodet m'a dit qu'il lisait ses offices comme avant sa maladie.

Le 17, il ne m'est pas possible de retrouver la plus légère trace de la cataracte du cristallin droit. En conséquence, nous ne nous occuperons désormais que de l'œil gauche.

Le 20 février, M. Rodet approuve tous les articles de la présente observation ; il nous dit ensuite que, depuis environ douze ans, sa vue était moins *nette et moins forte que dans l'état actuel*, et cependant, ajoute M. Rodet, à cette époque éloignée, mon œil droit était exempt de cataracte. Le gauche seul indiquait les premiers symptômes de cette maladie par un point noir et mobile placé entre lui et les objets extérieurs.

Le 2 mars, M. Rodet m'a dit qu'il voyait devant son œil gauche un flocon couleur brunâtre qu'il avait cessé de voir depuis environ dix mois. Le retour de cette hallucination indique positivement la résorption partielle de la matière cataractante, et prouve incontestablement que la cataracte est maintenant au point où elle était il y a dix mois.

Du reste, la vision *de l'œil droit est excellente*.

FIN DES OBSERVATIONS.

LETTRES

ADRESSÉES

AU DOCTEUR DE LATTIER

PAR QUELQUES-UNS DES MALADES GUÉRIS PAR SA MÉTHODE,

OU PAR LES MÉDECINS QUI ONT CONSTATÉ LEUR ÉTAT (1).

Lettre adressée à M. de Lattier par M. Boucher-Dugua, chirurgien-major de la 2e légion de la garde nationale, médecin ordinaire du collége Royal-de-Bourbon, médecin-adjoint de la prison de la dette, chevalier de la Légion-d'Honneur, etc. (Voir l'observation de M. Puech, tome Ier, p. 137.)

GARDE NATIONALE DE PARIS. — 2e LÉGION.

Paris, le 6 janvier 1832.

« MON TRÈS-HONORÉ CONFRÈRE,

» J'ai vu l'autre jour M. Puech, qui est venu chez moi pour me remer-
» cier de vous l'avoir adressé; il m'a dit que son œil gauche était entière-
» ment guéri; je l'ai scrupuleusement examiné, et je n'ai pas retrouvé la
» plus légère trace de la cataracte qui existait quand je le confiai à vos
» soins.

» Quant à l'autre œil, il n'a subi qu'une légère modification. Vous m'avez

(1) Toutes ces lettres sont placées à la suite des observations, et cependant nous les avons réunies dans cette feuille pour donner plus de facilité aux personnes qui voudront les lire.

» dit juste lorsque vous m'avez annoncé que cette cataracte était de nature » gypseuse, et qu'elle était incurable par votre méthode.

» En vérité, mon cher Confrère, je suis en admiration devant cette » précieuse méthode, qui, sans contredit, est la plus belle découverte du » siècle.

» Recevez, etc.

» Boucher-du-Gua, d.-m.-p. »

Lettre de M. Bernard, pharmacien à Malesherbes. (Voir l'observation de Mlle Calais, tome Ier, p. 177.)

« Monsieur,

» Je m'empresse de vous adresser des félicitations sur l'excellence de » votre méthode : c'est un des plus grands bienfaits dont l'art médical pût » gratifier l'humanité souffrante. La cure que vous avez faite sur ma tante » tient presque du miracle ; guérir la cataracte sans opérer était jusqu'à ce » jour une chose inouïe, j'ai refusé d'y ajouter foi jusqu'à l'évidence ; mais » quand j'ai vu ma tante lire sans lunettes le nom du directeur de la » Monnaie au bas d'une pièce neuve, j'ai dû me rendre ; et je le fais avec » d'autant plus de plaisir que je vous dois de reconnaissance. En effet, en » rendant la vue à ma tante, c'était m'accorder le plus grand bienfait » possible, puisque vous assuriez par là le bien-être d'une parente qui » m'est aussi chère que la vie.

» Recevez, monsieur, l'expression de ma gratitude et de l'entier dévoue- » ment que je ne cesserai jamais de professer pour vous. »

» Bernard, pharmacien à Malesherbes. »

Malesherbes, le 15 octobre 1832.

Lettre de M. le docteur Macartan, membre de l'Académie de médecine, chevalier de la Légion-d'Honneur, etc.

12 décembre 1832.

« Mon cher Confrère,

» Je m'empresse de vous féliciter des succès dont j'ai été témoin auprès » des jeunes Anglais dont j'ai eu occasion d'examiner les yeux au commen-

» cement et à la fin de votre traitement. Je ne puis mieux vous prouver » ma confiance qu'en vous adressant les cataractés que je rencontrerai dans » ma pratique.

» Agréez, je vous prie, etc.

» MACARTAN. »

Lettre de M. le docteur Aubry, exerçant à Blois.

Paris, 20 janvier 1833.

« MON CHER CONFRÈRE,

» Je ne puis m'empêcher de vous témoigner mon admiration pour l'heu- » reuse découverte que vous avez faite ; je le fais avec d'autant plus de » plaisir et d'empressement que j'ai révoqué en doute, pendant long- » temps, l'efficacité de vos moyens thérapeutiques contre la cataracte. Je » suis en général assez difficile à convaincre, et vous avouerez, mon cher » confrère, que dans cette circonstance mon incrédulité était bien natu- » relle : *Guérir la cataracte sans opération chirurgicale*, voilà assurément » une prétention bien singulière dans l'état actuel de nos connaissances. » J'avoue cependant qu'après les observations dont vous m'avez rendu » témoin, et en particulier celle de M. de Latour, que je connais en quel- » que sorte depuis que j'existe, ainsi que sa sœur, madame de la Jonquière, » votre méthode a entraîné ma conviction ; la maladie durait depuis si » long-temps, et elle a disparu si vite sous l'influence de votre traitement, » qu'il n'y avait plus moyen de continuer l'opposition que j'avais faite jus- » qu'alors contre vous. Je connaissais déjà, il est vrai, le fait relatif à ma- » demoiselle Calais, mais je voulais plus d'une preuve pour donner mon » adhésion. Ces nouvelles preuves je les ai acquises, et je vous avoue sin- » cèrement que je ne balancerais pas à me soumettre moi-même à votre » médication, si je venais à être un jour affecté de *cataracte*.

» Agréez, mon cher docteur, l'expression bien sincère des sentimens » que j'ai pour vous. Vous avez conquis mon admiration, je vous demande » en retour votre estime.

» AUBRY, d.-m.-p. »

Paris, 14 juin 1833.

« Monsieur,

» Aux pages 6 et 7 de votre Mémoire sur la cataracte, vous vous plaignez
» de l'incrédulité de quelques-uns de vos confrères et du scepticisme cal-
» culé de quelques autres. Eh bien ! Monsieur, je vous ferai donc plaisir
» en vous faisant connaître la conduite noble, loyale, et désintéressée d'un
» vétéran de la science, d'un membre de l'académie, en un mot d'un
» homme capable de porter un jugement sain sur les résultats obtenus
» par votre traitement contre la cataracte.

» Le 11 septembre dernier, l'œil gauche de mon épouse fut opérée de
» la cataracte par M. le docteur Demours; ce célèbre praticien pensa
» que la cataracte de l'œil droit n'exigeait point encore l'opération, parce
» que la vue de cet œil lui suffisait pour se conduire et voir les gros objets.
» Depuis cette époque jusqu'au 14 mars, jour où vous commençâtes la cure
» de cette maladie, elle avait sans doute fait des progrès ; mais je n'entends
» point faire ici l'histoire de la maladie, puisque mon intention, en com-
» mençant cette lettre, était de vous dire très-simplement que le 12 du
» courant, entre 4 et 5 heures du soir, j'accompagnai mon épouse chez
» M. Demours, pour le remercier des soins assidus qu'il lui avait donnés
» et pour avoir son opinion sur l'état actuel de ses yeux.

» Après un examen très-sérieux, M. Demours nous déclara que la cata-
» racte de l'œil droit était guérie, et que la taie de l'œil gauche avait di-
» minué de moitié ; cet estimable médecin paraissant très-embarrassé pour
» se rendre compte de la guérison des cataractes, elle lui déclara que par
» un traitement de trois mois vous étiez parvenu à faire cette *cure*. Alors
» M. Demours s'informa des moyens que vous mettiez en usage, et nous
» dit avec l'accent de la conviction : *que nous avions pris le bon parti,*
» *et qu'il était très-persuadé que ma femme conserverait la vue aussi*
» *long-temps que la vie.*

» Si le temps nous eût permis d'aller vous faire nos adieux de départ,
» je vous aurais informé du contenu de la présente en ce qui concerne
» M. le docteur Demours ; au surplus, de vive voix ou par écrit, c'est
» l'exacte vérité.

» Recevez, monsieur, l'expression de ma gratitude, et l'assurance de la » haute estime et de la considération de votre tout dévoué serviteur,

» HUMBERT,

» Receveur de l'enregistrement, retraité à la » Capelle, ayant domicile momentané à la » Bussière, près Guise, même département » de l'Aisne. »

Copie de la lettre de M. de Cuy, propriétaire notable à Bar-sur-Aube. Cette lettre me fut adressée 6 mois après la cessation du traitement. (Voyez l'observation, tome Ier, page 173.)

« Monsieur et cher Docteur,

» J'ai la satisfaction de pouvoir vous annoncer que, depuis mon retour » chez moi, ma position s'est encor sensiblement améliorée; l'œil cataracté » est entièrement éclairci, grâce au traitement que vous m'avez fait suivre, » et les frictions sur les yeux faites avec votre pommade ont eu les résultats » les plus satisfaisans; aussi, monsieur, je n'oublierai jamais que, si je n'avais » pas eu le bonheur de vous connaître, je serais en ce moment totalement » privé de la vue et peut-être pour le reste de mes jours: aussi il ne se » passe pas d'instans et mille circonstances me rapellent les soins assidus que » vous m'avez prodigués. Ne doutez pas un instant, monsieur, de ma vive et » sincère recounaissance, et veuillez croire aux sentimens d'estime et à la » haute considération avec laquelle j'ai l'honneur d'être, monsieur, votre » très-humble serviteur,

» DE CUY. »

Bar-sur-Aube, le 25 mars 1833.

Copie de la lettre de M. Pallois, docteur médecin et président de la Société académique de médecine de Nantes.

« MONSIEUR ET HONORABLE CONFRÈRE,

» J'ai reçu avec bien de la satisfaction l'exemplaire que vous avez eu la » bonté de m'adresser de votre mémoire sur la cataracte; je l'ai lu avec

» beaucoup d'intérêt. Agréez, je vous prie, mes sincères remercîmens de » cette obligeante communication: la description que vous faites de l'organe » de la vue et de ses annexes est claire, précise et propre à donner une idée » parfaitement exacte de l'œil sain et de l'état successivement pathologique » de cet organe. Ces préliminaires une fois posés, vous avez développé l'al- » tération organique qui constitue la cataracte et ses variétés, les signes rela- » tifs à ses différens degrés et l'altération de la fonction qui en est le résultat. » La question importante du pronostic est traitée avec non moins de précision » et de savoir. Les observations offrent un grand intérêt; on assiste avec » l'auteur aux progrès du traitement dont on suit les gradations et les » succès. Espérons, pour le bonheur de l'humanité et pour les progrès de » l'art sanitaire, que *l'application raisonnée de votre méthode de traitement* » *portera la conviction de son utilité et placera votre découverte au rang* » *des bienfaits de la médecine déja si importante dans ses applications.*

» Notre respectable confrère, le docteur *Danilo*, auquel vous avez donné » des soins et dont j'avais constaté l'état à son départ pour Paris et à son » retour parmi nous, après avoir été soumis à votre traitement a éprouvé et » conserve une *amélioration assez manifeste dans la vision : la cataracte* » *droite a perdu de son opacité; le cristallin est beaucoup moins opaque* » *dans plusieurs points de son étendue et particulièrement à sa circonférence* » *vers l'angle externe*; il voit assez bien à se conduire et pourrait écrire; » il se propose de retourner vous demander la continuation *de vos bons* » *soins.*

» Cette lettre vous sera remise par madame *Lamoureux*, de notre ville : » comme vous le remarquerez facilement, les yeux de cette dame, notamment » le droit, offrent un commencement d'opacité de la lentille ou de son enve- » loppe propre (capsule); elle paraît être dans la disposition pathologique » la plus heureuse, la maladie ne faisant que débuter : c'est au temps, à la » multiplicité des faits d'abord bien constatés par des confrères et examinés » comparativement après l'emploi du traitement, qu'il appartiendra de ré- » futer victorieusement toutes les *objections*, les *présomptions* et les *opposi-* » *tions* préconçues. Persévérez, monsieur et honorable Confrère; la voie du » bien est *ardue, difficile* et semée *d'obstacles* : le courage éclairé et la con- » stance, l'exactitude dans les moindres détails, conduisent toujours au

» résultat désiré ; le bien que vous ferez, celui que vous aurez fait, voilà vos » titres à la reconnaissance de ceux que vous aurez guéris, et vos droits au » respect et à la confiance de vos concitoyens.

» Agréez je vous prie, monsieur et honorable Confrère, la parfaite consi- » dération avec laquelle j'ai l'honneur d'être,

» Votre très-humble et très-obéissant serviteur,

» PALOIS, d.-m.-p.

» Nantes, rue Crébillon, 15. »

Le 14 décembre 1833.

Lettre du docteur Danilo, doyen des médecins de Nantes, etc.

« MON CHER CONFRÈRE,

» Depuis le 10 mai, ma vue gagne tous les jours; le 18, M. Lafond a » trouvé le cristallin gauche dégagé, reste encore dans le droit une tache » grise qu'il dit appartenir à la *capsule. Je vois mieux de l'œil droit que du* » *gauche quand je fus à Paris.*

» Votre dévoué,

» Danilo. »

Nantes, le 22 Juin 1834.

Copie d'une lettre de M. Burdine (voyez la troisième observation du Ier volume).

« MONSIEUR LE DOCTEUR,

» Au moment de quitter Paris, j'ai l'honneur de vous annoncer que l'état » de ma vue se trouve aujourd'hui au moins aussi bon que lorsque je » cessai le traitement des deux cataractes que vous m'avez guéries il y a » quatre ans, je pense que cette lettre prouvera aux détracteurs de votre

» immortelle découverte, que les guérisons que vous obtenez sont durables, » car plusieurs médecins m'avaient fait craindre le retour de la maladie.

Recevez, monsieur, l'assurance de mon respect et de ma reconnaissance.

» BURDINE. »

Bois de Romainville, avenue du château, le 8 août 1834.

Lettre de M. Lamaignère, propriétaire notable à Nantes.

« MONSIEUR,

» Madame Moulin, dont j'ai déjà eu l'honneur de vous parler, se rend » à Paris pour recevoir vos soins; elle désire une lettre d'introduction auprès » de vous et je profite avec grand plaisir de l'occasion qu'elle me procure » pour vous renouveler l'assurance du plaisir que j'ai eu à faire votre » connaissance et de celui que je me promets à la cultiver. Je pense que vous » accueillerez madame Moulin avec d'autant plus d'intérêt que son cas me » paraît avoir une *analogie* extraordinaire avec celui de madame *Dessaulx*. » *Le succès que vous obtenez sur celle-ci* vous présentera sans doute l'au- » gure le plus favorable pour le traitement de madame Moulin; puisse-t-il » répondre aux vœux que je fais pour la malade, et pour votre doctrine pour » laquelle je me sens tant d'affection et de reconnaissance.

» Veuillez, monsieur, agréer l'assurance de la plus parfaite considération » avec laquelle j'ai l'honneur d'être,

» Votre très-humble et très-obéissant serviteur,

» LAMAIGNÈRE. »

Nantes, 24 février 1834.

Lettre de M. Lafond, professeur d'anatomie à l'école secondaire de Nantes, chirurgien en chef de l'hôpital de cette ville.

Nantes, 17 janvier 1834.

« MONSIEUR ET CONFRÈRE,

» Je vous adresse madame Moulin dont les yeux sont bien malades;

» mais les succès que vous avez déjà obtenus me font espérer que vous serez
» encore heureux dans ce cas-ci.

» Je vous remercie de la bonté que vous avez eue de me faire remettre
» votre ouvrage par M. Danilo ; je l'ai lu avec plaisir, et je regrette de ne
» pas connaître un procédé curatif dont vous obtenez autant d'avantages.

» Agréez, je vous prie, l'assurance du respect et de la reconnaissance
» avec lesquels j'ai l'honneur d'être, monsieur,

» Votre dévoué serviteur et Confrère,

» Lafond, docteur-médecin. »

Copie de la lettre du docteur Lamoureux, praticien distingué à Nantes.

« Monsieur et très-honoré Confrère,

» Veuillez, je vous prie, m'excuser si je n'ai pu répondre de suite à
» votre lettre ; j'attendais que ma mère eût été visitée par les médecins de
» Nantes qui la virent avant son départ pour Paris. MM. *Palois et Lafond*
» ont examiné attentivement ses yeux : l'œil gauche ne présente *aucune*
» *apparence de cataracte*, le droit offre une légère teinte grisâtre du cris-
» tallin peu marquée à la vérité, *et ne gênant aucunement la vision*, ma
» mère *peut lire et supporter une lumière vive*, ce qu'elle ne pouvait faire
» avant le traitement prescrit et dirigé par vos soins. C'est le cœur plein
» de reconnaissance et d'admiration pour le résultat obtenu chez ma mère
» par votre méthode, que je viens vous prier d'agréer mes remercîmens
» et les salutations respectueuses de votre tout dévoué confrère.

» Lamoureux, d.-m.-p. »

» Nantes, le 20 mars 1834. »

Dans une autre lettre du 19 juillet, M. Lamoureux s'exprime ainsi : « Les
» *yeux de ma mère sont toujours beaux, point d'apparence de cataracte ;*
» *la vision s'exécute dans toute son intégrité.* »

Extrait de la lettre du docteur Delzeuzes, l'un des médecins les plus distingués de Rouen.

Rouen, le 16 juillet 1834.

« MON CHER ET BON CONFRÈRE,

» Je crains bien que vous n'ayez déjà porté sur mon compte un juge-
» ment défavorable, sinon d'ingratitude, parce que cela n'est pas possible,
» au moins d'un peu de négligence. En effet, j'avais promis de vous don-
» ner de mes nouvelles aussitôt mon arrivée. Mon retour a été comme celui
» de l'Enfant prodigue, chacun a voulu me voir ; amis et ennemis, ceux
» même qui n'auraient pas été fâchés de me revoir aveugle, tous voulaient
» s'assurer si véritablement j'étais guéri. *Mes yeux clairs et limpides of-*
» *fraient un vrai miroir à tous ceux qui le regardaient ;* et chacun de s'é-
» crier : Miracle ! C'était un concours unanime de louanges et de bénédic-
» tions ; aussi vous a-t-on déclaré un des grands bienfaiteurs de l'humanité.
» Jugez, mon cher Confrère, si je suis resté en arrière de tous ces éloges :
» j'ai fait ressortir tous vos brillans succès : aussi tous ces admirateurs de
» votre immortelle découverte saisiront-ils l'occasion de vous témoigner
» leur reconnaissance et leur admiration.

» Quant à moi, mon cher Confrère, le souvenir de ce que je vous dois
» sera toujours gravé dans ma mémoire, et il y resterait encore quand ma
» vue *s'éteindrait avant mon dernier jour.*

» DELZEUZES, d.-m. »

Le 4 septembre 1834, je reçus la lettre suivante, datée de Lawarde-Mauger, le 3 du même mois :

« Mon cher monsieur de Lattier,

» C'est avec le sentiment de la plus profonde, comme de la plus sincère
» reconnaissance, que je vous envoie la preuve des premiers effets qu'a

» produits sur ma vue votre admirable découverte. Puissent les innocentes » créatures qui en sont victimes vous être aussi agréables que j'ai de plaisir » à vous les offrir !

» *L'œil gauche est redevenu excellent ;* je n'éprouve plus ni scintille- » ment (je ne sais pas si c'est le mot), ni gêne dans l'orbite ; j'ai tué » ce lièvre à plus de 80 pas, le voyant parfaitement et distinctement » au bout de mon fusil, et, malgré votre incrédulité, je crois toujours » qu'il y a amélioration dans le droit ; du reste, cela m'importe peu puisque » vous m'avez assuré le gauche à tout jamais.

» Recevez, etc.

» Guénard, capitaine au 39me régiment d'infanterie de ligne. »

« Monsieur,

« Je profite de l'occasion de madame Moulin pour vous remercier des » soins que vous m'avez donnés lors de mon voyage à Paris, pendant le » traitement de mes yeux. Je regrette de n'avoir pu suivre jusqu'au bout » ce traitement, dont je reconnais de plus en plus l'efficacité ; ma vue » s'est bien améliorée, je souhaite que cet état se maintienne. Plusieurs » personnes sont venues me demander ce que je pensais de votre traite- » ment, désirant elles-mêmes en user : je me suis fait un plaisir de lui » rendre toute la justice qu'il mérite.

» Votre très-obligé serviteur,

» Lafond père,

» administrateur des prisons de Nantes.

» Nantes, le 30 septembre 1834. »

Extrait d'une lettre du docteur Lamoureux.

« Notre estimable confrère, le docteur Danilo, me charge de vous » donner de ses nouvelles. Sa santé est bonne : la vision est meilleure de » l'œil droit ; aussi M. Danilo distingue les objets avec cet œil, ce qu'il ne

» pouvait faire avant d'avoir recours à votre traitement. Quant à l'œil » gauche, la vision s'exécute presque comme dans l'état normal. Vous » voyez que l'amélioration continue, et même qu'il y a du mieux pour » l'œil droit.

» Nantes, le 2 octobre 1834. »

A la suite de la lettre du docteur Lamoureux, M. Danilo m'écrit ce qui suit :

« Ma vue est bonne ; l'œil droit est presque aussi lucide que le gauche ; » il voit mieux en regardant de ce côté. Je n'ai point d'expression pour » vous dire le plaisir que j'éprouve de l'amélioration et guérison des ma- » lades que je vous ai adressés. M. de la Houssaye est de mon pays ; il est » très-content du service que vous lui avez rendu, etc., etc.

» Votre reconnaissant confrère et ami,

» Danilo.

» Nantes, le 2 octobre 1834. »

Rennes, le 7 décembre 1834.

« Monsieur le docteur,

» Je vous remercie bien cordialement de toutes les bontés que vous avez » eues pour moi pendant les sept semaines passées auprès de vous : *l'a- » mélioration réelle et sensible* que je dois à votre *traitement continue*, et » j'espère qu'elle ira toujours croissant. Parmi quelques médecins de notre » ville, quelques-uns ne trouvent point d'amélioration dans ma vue ; » *quelques autres qui la reconnaissent*, *voudraient en trouver une cause* » *étrangère à votre traitement ;* d'autres ne veulent examiner mes yeux » qu'après avoir lu votre *Mémoire sur la cataracte*.

» Votre très-humble serviteur,

» Dartois, curé de Saint-Germain,

» chanoine honoraire. »

On voit, par le fragment de la lettre de M. Dartois, que nos confrères de Rennes sont peu d'accord sur le résultat obtenu. Ce désaccord prouve deux choses : *ignorance* ou *mauvaise foi.*

Paris, ce 4 janvier 1835.

« Je me félicite sans cesse, et je me féliciterai toujours, mon cher » monsieur Lattier, de m'être confié à vos soins ; et je regrette bien sin- » cèrement de ne l'avoir pas fait plus tôt, car certainement ma guérison » aurait été plus complète. En effet, dès le commencement de mon traite- » ment, ma vue s'est éclaircie, et cet état d'amélioration a progressive- » ment augmenté, avec quelques intervalles de repos et de stagnation ap- » parente. Je ne puis que me réjouir et vous remercier infiniment de ma » nouvelle situation, quoiqu'il me reste encore quelques mouches qui vol- » tigent et m'empêchent de voir aussi distinctement que je le désirerais ; » mais je me flatte que, dans un espace plus ou moins borné, mon état » s'améliorera de plus en plus, comme plusieurs personnes affectées de ca- » taractes l'ont éprouvé après la cessation de votre traitement, et notam- » ment une personne de ma connaissance. Je serais au comble de ma joie » si je pouvais obtenir un pareil résultat, quoique je touche au dernier » terme de ma longue carrière.

» Je ne puis m'empêcher encore de remarquer, quoique je jouisse d'une » santé vigoureuse, et que je sois rarement malade, que j'ai éprouvé pen- » dant tout le traitement un état de bien-être tout particulier, qui rendait » tous mes mouvemens plus libres, plus dispos, et une sorte de conten- » tement qui se répandait sur mon existence entière. Je ne saurais donc » trop vous remercier de l'obligation que j'ai obtenue de vous, laquelle » ne s'acquitte point avec du numéraire, moyens matériels, mais bien » par le souvenir constant d'un bienfait, non moins précieux pour vous » que salutaire pour moi, dont les impressions ne s'effaceront jamais de » mon esprit ni de mon cœur.

» Recevez, je vous prie, l'assurance des sentimens d'estime et de dé- » vouement avec lesquels j'ai l'honneur d'être, mon cher monsieur,

» Votre très-humble et obéissant serviteur,

» Oshiell, rue de Sèvres, n. 29. »

Lettre du docteur Genest, ancien chef de clinique médicale de l'Hôtel-Dieu de Paris, écrivain habile connu dans le monde médical par de nombreux et importans ouvrages.

« Monsieur et très-honoré Confrère.

« Le beau succès que vous avez obtenu *dans la cataracte de M. De Latour,* » et que je me plais à proclamer, me fait concevoir l'espérance que vous » pourrez obtenir un résultat analogue chez M. Paillet, de Plombières, » mon ami, et l'un de nos poëtes les plus distingués. Je prends la liberté de » vous l'adresser avec l'espoir que votre méthode lui sera applicable, et le » préservera de la perte de la vue dont il est menacé pour ses vieux jours ; » c'est un point de ressemblance avec les génies de son art, *Homère,* » *Milton, Delille,* qu'il redoute surtout. Ayez la bonté d'examiner ses yeux » et comptez sur ma reconnaissance bien sincère et l'estime la plus pro- » fonde. Veuillez en agréer ici l'assurance.

» Votre tout dévoué confrère,

» GENEST.

» 17, rue Thévenot. »

Paris le 1er juillet 1833.

Paris, 16 janvier 1835.

A M. DE LATTIER DE LAROCHE.

« Monsieur,

» C'est toujours avec un sentiment de bonheur que je saisis toutes les » occasions de vous renouveler l'assurance de ma vive gratitude pour le » service éminent que vous m'avez rendu. M. *Roux*, M. *Genest*, et d'autres » médecins habiles avaient reconnu dans mes yeux la présence de cata- » ractes qui me menaçaient d'une inévitable cécité, et ne me laissaient » d'espoir que dans une opération chirurgicale toujours hasardeuse. Cet » avenir me livrait à des inquiétudes, dont toute ma résignation avait » quelque peine à se défendre. M. le docteur *Genest*, qui m'avait déjà » prodigué les preuves d'une bienveillance tout honorable pour moi, me

» donna, dans cette circonstance, un conseil dont je lui saurai bon gré » toute ma vie. Témoin des effets merveilleux de votre médication sur la » vue de M. *De la Tour,* il m'engagea, monsieur, à recourir à votre rare » talent et m'offrit, auprès de vous, sa médiation, que j'acceptai avec » empressement. Il se hâta de vous écrire, et j'eus l'honneur de me pré- » senter chez vous, avec sa lettre, beaucoup trop flatteuse pour moi. » vous voulûtes bien m'accueillir avec cette bonté qui vous caractérise, et, » pendant trois mois, vous m'avez donné des soins avec un zèle égal à » votre *désintéressement.*

» Mon œil droit, beaucoup plus malade que l'autre, l'était depuis en- » viron six ans, et tous les deux ils ont éprouvé l'heureuse influence du » traitement auquel vous les avez soumis.

» L'état de ma vue avait été constaté avant de commencer le traitement; » de temps à autre, pendant son cours, mes yeux étaient examinés de » nouveau, et, chaque fois, on reconnaissait une grande diminution dans » l'opacité des cristallins, auxquels, en définitive, vous avez rendu toute » la netteté compatible avec les suites des veilles et des travaux immodérés » qui ont usé chez moi le plus précieux de tous les organes, pendant une » vie de plus de soixante ans.

» Je laisse aux gens de l'art le soin d'apprécier vos moyens curatifs; je » me garderai bien de mettre le pied sur un terrain où mon ignorance ne » pourrait faire un seul pas sans s'égarer; mais il est des faits nombreux » qui sont à ma parfaite connaissance, et qui tous répondent, de la ma- » nière la plus victorieuse, aux défiances du scepticisme, dirai-je *aux al-* » *légations de la mauvaise foi ?*

» Continuez, monsieur, de remplir votre mission toute philanthropi- » que, et de mériter les actions de grâces des malheureux *cataractés* chez » qui vous aurez su rétablir ou améliorer la *faculté de voir*, faculté inap- » préciable, sans laquelle l'existence n'est plus qu'une agonie et l'univers » un tombeau.

» Veuillez agréer les hommages particuliers de celui qui a l'honneur » d'être, monsieur,

» Le plus reconnaissant de vos obligés,

» Paillet (de Plombières). »

Lettre de M. Lepelletier du Clary, président du Conseil colonial de la Martinique, et de la Cour royale de cette colonie.

Paris, 31 janvier 1835.

« Monsieur,

» Depuis deux jours il ne m'a pas été possible d'aller vous voir ; et mes » occupations, qui vont en se multipliant à mesure que l'époque de mon » départ approche, ne me laissent plus l'espoir de me ménager, ne fût-ce » que pour quelques jours encore, la continuation de vos bons et excel- » lens soins. C'est donc malgré moi que je me vois forcé d'interrompre » mon traitement ; et j'en suis d'autant plus peiné, que j'avais pour ga- » rans d'un plein succès vos efforts et vos talens. Des devoirs impérieux » m'enlèvent à moi-même, et les intérêts de ma patrie réclament ma pré- » sence. Mais je n'oublierai jamais le souvenir de ce que vous avez fait » pour moi.

» Agréez, monsieur, l'assurance de la haute considération avec laquelle » je demeure, monsieur,

» Votre très-humble et très-obéissant serviteur,

» Le Pelletier du Clary. »

Loudun, le 10 février 1835.

« Monsieur et très-honoré confrère,

» N'ayant point encore vu madame de la Pelouze, je n'ai pu répondre » plus tôt à votre lettre du mois dernier ; mais, aujourd'hui que j'ai pu » examiner les yeux de votre malade, je me hâte de vous en donner des » nouvelles, et de vous *féliciter sur le succès que vous avez obtenu.*

» Voici ce que j'ai observé : je suis encore trop peu *converti*, ou *con-* » *verti* depuis trop peu de temps, pour n'avoir pas bien examiné.

» Selon moi (bien que MM. *Ballergeau et Tochet* prétendent qu'il y a » un peu de mieux) l'œil droit de madame *de la Pelouze* conserve la belle » cataracte qui le couvrait en arrivant à Paris ; cependant il est juste d'a- » jouter qu'il existe beaucoup d'amélioration dans l'ensemble de cet œil ; » aujourd'hui son aspect est *naturel ;* l'iris se contracte et se dilate avec » toute la facilité désirable.

» Quant à l'œil gauche, non seulement les progrès de la cataracte ont été » enrayés par le traitement, mais encore l'opacité qui le couvrait a disparu, » et l'œil est aujourd'hui ce qu'il était *avant la maladie*. Je dois dire en » outre que la santé de madame de la Pelouze, loin d'avoir souffert du trai- » tement dirigé contre les cataractes, s'est de beaucoup améliorée sous » son influence.

» Veuillez, monsieur, recevoir l'assurance de mon profond respect, et » croire aux sentimens d'estime avec lesquels j'ai l'honneur d'être, mon- » sieur et très-honoré confrère,

» Votre très-humble et très-obéissant serviteur,

» DOUCET, d.-m. »

Pour bien apprécier la noble franchise du docteur *Doucet*, il faut lire l'observation de Mme de la Pelouze, page 85.

Copie du billet adressé au docteur de Lattier par madame la marquise Desmoutier-de-Mérinville.

« Madame la marquise *Desmoutier* demande à M. de Lattier de Laroche » la permission de recommander à ses bontés le nommé Faillis, qui doit se » présenter chez lui un de ces jours pour le consulter sur sa vue. La femme » de ce malade est attachée à une amie intime de madame *Desmoutier*, » qui l'a priée de le recommander au docteur dont les *soins lui ont été si* » *utiles*. Elle le prie de recevoir mille complimens bien sincères.

» Paris, le 23 février 1835. »

EXTRAIT DU JOURNAL L'ORLÉANAIS.

Du 14 octobre 1832.

La lettre suivante nous a paru contenir sur la guérison des cataractes des renseignemens que nous avons cru devoir consigner dans nos colonnes.

. . . .

« Les cataractes les plus invétérées, à plus forte raison celles qui ne sont point anciennes, peuvent aujourd'hui se briser, se dissoudre, disparaître sans opération, sans remèdes violens. Voilà la proposition posée et rigoureusement vraie.

» En voici les preuves :

» Mademoiselle C..... (1), rue de la Fidélité, n° 9, âgée et affligée d'une cécité presque complète, lit aujourd'hui et écrit sans fatigue et sans difficultés, par les soins du docteur L..... (2), que la Providence lui a fait connaître. M. B..... (3), rue Saint-Marc, n. 20, avait une cataracte que son médecin lui conseillait de faire opérer. M. B..... rencontra pour son bonheur M. L....., et au bout de quelques semaines il recouvra la vue, et la cataracte avait disparu.

» Enfin, pour dernier témoignage, je citerai un propriétaire blaisois, mon ami le chevalier de La T..... (4). Depuis quatorze années une cataracte se formait lentement sur l'œil dont l'usage lui restait, ayant perdu l'autre à la guerre. De trois mois en trois mois, d'année en année le voile s'épaississait au point qu'un seul, faible et oblique rayon lui permettait de lire mot par mot ; à trois pas il ne distinguait plus aucun objet ; il avait la désespérante perspective de ne plus voir du tout au bout d'un temps plus ou moins long ; il ne lui restait que la chance d'une opération toujours incertaine. La Providence, que lui et ses amis bénissent, lui fait connaître le docteur L..... Grâces mille fois lui soient rendues par tous les siens et par ceux qui le connaissent. Le chevalier de La T.... n'est encore qu'au milieu du traitement, et par le frottement sur l'œil, autour de l'œil, d'une pommade bénigne, le chevalier de La T.... voit tous les objets à distance, le paysage, les figures ; le rideau est tombé, il revoit toute la scène du monde, sa cataracte est brisée, dissoute, et son œil est aussi clair que si elle n'avait jamais existé. Je n'entreprendrai pas ici des dissertations anatomiques qui ne sont pas de mon ressort, je dirai simplement que le docteur L..... a étudié l'origine, la nature du voile plus ou moins opaque qui vient, n'importe par quelle cause, couvrir la

(1) Mademoiselle Calais.

(2) M. le docteur Lattier, médecin, boulevard des Capucines, rue Basse-du-Rempart, n° 38, passage Cendrier, à Paris.

(3) M. Burdine.

(4) Le chevalier de La Tour, ancien capitaine d'infanterie et chevalier de la Légion-d'Honneur.

pupille, et qu'il a pensé que, sans opération chirurgicale, il s'agissait de trouver une pommade qui pût bénignement l'user et la dissoudre : tel est le fruit de ses recherches, de ses longues observations et de ses essais multipliés, qui sont aujourd'hui sa méthode, sa pratique, et tel en est le succès.

» Voilà le témoignage que j'ai le besoin et que je remplis le devoir de rendre à la vérité. Je le signe avec plaisir, empressement et confiance : d'abord, parce que je vois et que j'ai toujours vu fort clair naturellement et politiquement, et qu'ainsi je suis aussi impartial que désintéressé dans la question de cataractes proprement dites : je signe enfin officiellement, si je puis dire, parce que ma position politique pendant quinze ans m'a laissé la mission de témoigner utilement à l'appui de tout ce qui est vérité, et qu'ainsi j'ai quelques droits à la confiance de ceux qui, par leur infirmité, sont les premiers intéressés eux-mêmes à croire à mon témoignage. Je termine en indiquant la demeure de M. le docteur Lattier, boulevard des Capucines, rue Basse-du-Rempart, n. 38, passage Cendrier, à Paris.

» Comte de SALLABERRY, *ancien député*. »

EXTRAIT DU *NOUVELLISTE MÉDICAL*.

MÉMOIRE SUR LA CATARACTE

ET

SUR LA GUÉRISON DE CETTE MALADIE SANS OPÉRATION CHIRURGICALE

Par la méthode de M. de Lattier de Laroche, docteur en médecine, et membre de plusieurs sociétés savantes ; avec cette épigraphe :

> Une saine philosophie recommande de ne pas nier les faits par cela seul qu'ils sont opposés à nos idées et à nos théories ; mais de chercher à les constater.

2e *édition, augmentée de neuf nouvelles observations.* 1 vol. in-8°. Paris, 1833.

« Si, jusques alors, quelques esprits prévenus se sont efforcés de repousser les prétentions de M. le docteur de Lattier, il faut pourtant bien qu'ils finissent par se rendre à l'évidence, car autrement ils ne manqueront *pas d'être taxés de mauvaise foi.*

» En effet, les succès de M. de Lattier dans sa nouvelle méthode sont aujourd'hui si nombreux et si bien avérés que le doute n'est plus permis. Ces succès d'ailleurs ont été constatés par des hommes honorables, *et dont le nom est une seule garantie.*

» Parmi les observations que nous pourrions citer ici, nous choisirons la suivante, parce qu'elle est une des plus récentes.

» *Madame Lamoureux* fut adressée, il y a quelque temps, à M. de Lattier par le *docteur Palois, président de l'académie de Nantes.* Cette dame *était affectée de deux cataractes,* dont l'une, la droite, était beaucoup plus avancée que l'autre. La vision n'avait lieu que d'une manière très-imparfaite.

» L'état des yeux avait été constaté, non seulement par M. *Palois*, mais encore par MM. les docteurs *Lamoureux, fils de la malade, et Lafond.*

» Au bout de deux mois de traitement, la guérison était complète.

» Depuis, M. le professeur *Marjolin* a visité les yeux de la malade, et n'a pu y découvrir la moindre trace de cataracte.

» Cette observation est certainement de nature à porter la conviction dans bien des esprits ; car personne ne pourra supposer que MM. *Marjolin, Palois, Lamoureux fils, et Lafond,* ont été les *complaisans* de M. de Lattier.

» Maintenant que l'expérience a prononcé sur l'efficacité du traitement mis en usage, espérons que M. de Lattier, dans l'intérêt de la science et de l'humanité, ne tardera pas à faire connaître avec détails les moyens qu'il emploie ; autrement il encourrait le blâme de ses confrère. »

TABLE

DES MATIÈRES

CONTENUES DANS CE VOLUME.

www.ingramcontent.com/pod-product-compliance
Ingram Content Group UK Ltd.
Pitfield, Milton Keynes, MK11 3LW, UK
UKHW012211240726
13966UKWH00002B/694